护理专

QINGJINGSHI HULI JIBEN JINENG SHIXUN BAOGAO

情境式 护理基本技能实训报告

主　编　张小来

副主编　(按姓氏拼音字母排序)

高达玲　李　兰　钱　玲

孙学华　叶守梅　张　荣

编　者　(按姓氏拼音字母排序)

高达玲　胡雪芬　黄丽君

黄　萍　黄弋冰　江　蔚

蒋何娟　李　兰　梁晓菊

刘　莉　刘晓红　柳　敏

芦红梅　钱　玲　佘小丽

孙学华　吴桃信　辛丽丽

徐　婷　叶守梅　张　荣

张小来　赵安兰　左晶晶

APGTIME 时代出版

时代出版传媒股份有限公司

安徽科学技术出版社

图书在版编目(CIP)数据

情境式护理基本技能实训报告/张小来主编.—合肥:安徽科学技术出版社,2012.1(2018.1重印)
护理专业实训系列教材
ISBN 978-7-5337-5380-1

Ⅰ.①情… Ⅱ.①张… Ⅲ.①护理学-教材 Ⅳ.①R47

中国版本图书馆CIP数据核字(2011)第246414号

情境式护理基本技能实训报告 张小来 主编

出 版 人:丁凌云 选题策划:期源萍 责任编辑:期源萍
责任校对:程 苗 责任印制:李伦洲 封面设计:朱 婧
出版发行:时代出版传媒股份有限公司 http://www.press-mart.com
安徽科学技术出版社 http://www.ahstp.net
(合肥市政务文化新区翡翠路1118号出版传媒广场,邮编:230071)
电话:(0551)63533330
印 制:合肥创新印务有限公司 电话:(0551)65152158
(如发现印装质量问题,影响阅读,请与印刷厂商联系调换)

开本:787×1092 1/16 印张:7.5 字数:145千
版次:2018年1月第4次印刷

ISBN 978-7-5337-5380-1 定价:15.00元

《情境式护理基本技能实训报告》编委会名单

主　编　**张小来**　安徽医学高等专科学校

副主编　（按姓氏拼音字母排序）

高达玲　阜阳卫生学校

李　兰　安徽医学高等专科学校

钱　玲　安徽省计划生育学校

孙学华　淮北卫生职业技术学院

叶守梅　宣城职业技术学院

张　荣　安徽医学高等专科学校

编　委　（按姓氏拼音字母排序）

胡雪芬　安徽省计划生育学校

黄丽君　安徽医学高等专科学校

黄　萍　滁州城市职业学院

黄弋冰　安徽医学高等专科学校

江　蔚　安徽医学高等专科学校

蒋何娟　淮北卫生职业技术学院

梁晓菊　安徽省计划生育学校

刘　莉　安徽医学高等专科学校

刘晓红　安徽医学高等专科学校

柳　敏　阜阳卫生学校

芦红梅　淮北卫生职业技术学院

佘小丽　安徽医学高等专科学校

吴桃信　宣城职业技术学院

辛丽丽　安徽省计划生育学校

徐　婷　安徽省计划生育学校

赵安兰　宣城职业技术学院

左晶晶　滁州城市职业学院

目　录

实训1～4　铺备用床、暂空床、麻醉床及卧床病人侧卧换单法

【填空题】

1. 为保证住院病人有适当的个人空间，病床之间的距离应不少于________。

2. 为了给病人创造一个安静的环境，工作人员应注意"四轻"，即________、________、________、________。

3. 一般病室内适宜的温度是________，老年人病室的室温以________为宜；一般病室内适宜的湿度为________。

4. 铺备用床前，移开床旁桌离床约______ cm，移开床旁椅至床尾且离床约______ cm。

5. 铺备用床时，将用物按使用顺序摆放在治疗车上，从下到上依次为____________________。

6. 铺暂空床时，若将橡胶单和中单铺在床中部，其上缘应距床头________ cm。

【选择题】

A1 型题

1. 医院的环境包括物理环境和(　　)。
   A. 自然环境　B. 人文环境　C. 社会环境　D. 经济环境　E. 政治环境

2. 维护医院良好社会环境的措施是(　　)。
   A. 病室保持适宜的温度和湿度
   B. 避免噪声，保持安静
   C. 病室摆放绿色植物
   D. 医务人员仪表大方、服装整洁
   E. 建立良好的护患关系

3. 病人休养适宜的环境是(　　)。
   A. 气管切开病人，室内相对湿度为 30%
   B. 中暑病人，室温应保持在 4 ℃左右
   C. 普通病室，室温以 18～22 ℃为宜
   D. 产妇休养室，须保暖不宜开窗
   E. 新生儿病房，室温以 18～22 ℃为宜

4. 以下声音强度哪个范围不超过白天病区环境要求？(　　)。
   A. 15～25 dB　B. 25～35 dB　C. 35～45 dB　D. 45～55 dB　E. 55～65 dB

5. 不适宜支气管哮喘病人康复的住院环境是(　　)。
   A. 室温在 20 ℃左右
   B. 相对湿度为 60%
   C. 室内放置鲜花
   D. 病室光线明亮
   E. 定时开窗通风

6. 病室相对湿度为 30%时，病人可出现(　　)。
   A. 肌肉紧张　B. 咽干、口渴　C. 闷热、不适　D. 头晕、倦怠　E. 发热、多汗

7. 保持病区环境安静，下列措施哪项不妥？(　　)。

A. 推平车进门，先开门后推车
B. 医务人员讲话应附耳细语
C. 轮椅要定时注润滑油
D. 医务人员应穿软底鞋
E. 病室门应钉橡胶垫

8. 下列符合铺备用床操作要求的是（　　）。
A. 应节力，避免腰部过度弯曲
B. 铺大单时先铺床尾再铺床头
C. 盖被齐床沿向外折成筒形
D. 枕套接缝向下，开口向门
E. 先铺远侧再铺近侧

9. 以下铺麻醉床操作，错误的步骤是（　　）。
A. 铺清洁被单
B. 按要求将橡胶单和中单铺于床头、床中部
C. 盖被纵向三折于门同侧床边
D. 枕横立于床头，开口背门
E. 椅子置于门对侧床边

10. 为在全身麻醉下进行下肢手术的病人准备床单位（被套式），下列哪项正确？（　　）。
A. 床尾处铺橡胶单和中单
B. 床头、床尾各铺一条橡胶单和中单
C. 盖被三折于一侧床边，开口背门
D. 枕头平放于床头，开口背门
E. 椅子置于接收病人一侧的床尾

11. 不符合铺床节力原则的是（　　）。
A. 备齐用物，按序放置
B. 身体靠近床沿
C. 上身前倾，两膝直立
D. 下肢稍分开，保持稳定
E. 使用肘部力量，动作轻稳

12. 为卧床病人更换床单时，正确的做法是（　　）。
A. 使用床刷和干燥的扫床巾
B. 放平床头及床尾支架，便于操作
C. 颈椎损伤的病人可采用侧卧位换单法
D. 更换枕套、拍松枕头后放回病人头下
E. 更换下来的污单可暂时放在地上

A2 型题

13. 某破伤风病人，神志清楚，全身肌肉阵发性痉挛、抽搐，所住病室环境，下列哪项不符合病情要求？（　　）。
A. 室温在 18～22 ℃
B. 相对湿度为 50%～60%
C. 门、椅脚钉橡皮垫
D. 保持病室光线充足
E. 开关门动作轻

14. 某女性病人，50 岁。因脑外伤，需在全麻下行开颅探查术。病人进入手术室后，病区护士应为病人准备（　　）。
A. 暂空床，床中部和床上部各加一条橡胶单、中单
B. 麻醉床，床中部和床上部各加一条橡胶单、中单
C. 备用床，床中部和床上部各加一条橡胶单、中单
D. 暂空床，床中部和床尾部各加一条橡胶单、中单
E. 麻醉床，床中部和床尾部各加一条橡胶单、中单

15. 李先生于今日早上 9 点进行左下肢手术，护士铺麻醉床中错误的是（　　）。
A. 更换原有的大单、被套及枕套
B. 分别在床中部和尾部加铺中单及橡胶单

C. 盖被呈扇形，三折叠于一侧床边，开口向门

D. 枕头横立于床头，开口向门　　E. 椅子放于折叠被同侧

16. 某女性病人，28 岁，硬膜外麻醉下行剖宫产术，手术过程顺利，即将返回病房。护士铺麻醉床时，除铺床用物外，还需准备(　　)。

A. 开口器、血压计、体温计　　B. 舌钳、输液器、棉签

C. 胃肠减压器、弯盘、纱布　　D. 吸痰器、治疗巾、压舌板

E. 血压计、听诊器、护理记录单和笔

17. 某患儿，女，4 个月。诊断为喘息性支气管炎，近日病情缓解，护士指导其出院后家中婴儿室的适宜温度为(　　)。

A. 18～22 ℃　B. 22～24 ℃　C. 24～26 ℃　D. 26～28 ℃　E. 28～30 ℃

18. 护士每天定时为病室通风，有些病人不理解为何要这样做，护士向病人解释通风的主要目的不包括(　　)。

A. 调节室内湿度　B. 调节室内温度　C. 降低二氧化碳浓度

D. 减少室内微生物密度　E. 使紫外线进入室内起杀菌作用

【简答题】

1. 临床常用的铺床法有哪几种？简述各种铺床法的目的。

2. 简述铺麻醉床的操作要点。

【判断题】

请判断以下操作流程是否正确，为什么？

1. 铺麻醉床操作流程

准备(护士、用物、环境)→检查、调整床,移开桌椅→拆除污单→按使用顺序将清洁用物放至床尾椅上→整理床垫、床褥→铺近侧大单→铺对侧大单→铺近侧橡胶单、中单→铺对侧橡胶单、中单→铺盖被→套枕套→移回桌椅→致谢→处置用物→洗手

2.卧床病人侧卧换单法操作流程

准备(病人、护士、用物、环境)→移床旁桌椅→摆放清洁用物→更换大单、橡胶单、中单→更换被套→更换枕套→移回桌椅→协助病人取舒适卧位,开窗通风→致谢→处置用物→洗手

【临床调研】

调研时间________调研医院________调研科室________调研操作名称________

结合临床调研情况,谈谈你对此项操作的看法及建议。

参考答案

【填空题】

1.1m　2.说话轻　走路轻　操作轻　关门轻　3.18～22 ℃　22～24 ℃　50%～60%　4.20　15
5.枕芯　枕套　棉胎或毛毯　被套　大单　床褥　6.45～50

【选择题】

1～5 C E C C C　6～10 B B A C B　11～15 C D D B D　16～18 E B E

【简答题】

1.答:临床常用的铺床法有三种:备用床、暂空床、麻醉床。

(1)备用床目的:保持病室整洁、美观,准备接收新病人。

(2)暂空床目的:保持病室整洁,供新入院病人或暂时离床活动的病人使用。

(3)麻醉床目的:①便于接收和护理麻醉手术后的病人。②保护床上用物不被血液、呕吐物等污染。③使病人安全、舒适,预防并发症。

2.答:铺麻醉床的操作要点如下:

(1)拆除原有污单,更换清洁用物。

(2)根据麻醉方式、手术部位等,酌情铺橡胶单、中单。

(3)被尾不塞入床垫下;盖被呈扇形,三折叠于一侧床边,开口向门。

(4)枕头横立于床头,开口背门。

(5)床旁椅放于床尾盖被折叠侧;放置麻醉护理盘。

【判断题】

1.答:不正确。因为:①拆除污单后应洗手。②铺各单的顺序为先近侧后对侧,应先依次铺好近侧大单、橡胶单、中单,然后转至对侧铺各单。③未放置麻醉护理盘及其他用物。

铺麻醉床正确操作流程

准备(护士、用物、环境)→检查、调整床,移开桌椅→拆除污单→洗手→按使用顺序将清洁用物放至床尾椅上→处理床垫、床褥→铺近侧大单→铺近侧橡胶单、中单→铺对侧大单→铺对侧橡胶单、中单→铺盖被→套枕套→移回桌椅→放置麻醉护理盘及其他用物→致谢→处置用物→洗手

2.答:不正确。因为橡胶单不需要更换,扫净橡胶单上的碎屑即可。

卧床病人侧卧换单法正确操作流程

准备(病人、护士、用物、环境)→移床旁桌椅→摆放清洁用物→更换大单、中单,清扫橡胶单→更换被套→更换枕套→移回桌椅→协助病人取舒适卧位,开窗通风→致谢→处置用物→洗手

(刘　莉)

实训 5　轮椅运送法

【选择题】

A1 型题

1. 用轮椅运送病人过程中，错误的是(　　)。

A. 推行前应先放松车闸　　B. 病人应尽量靠前坐，防止轮椅后倾

C. 推行时应匀速，下坡应减速　　D. 必要时双脚处放脚垫，使病人感觉舒适

E. 不可用轮椅撞门

A2 型题

2. 室外温度较低，某病人需要外出做检查，该病人四肢无力，无法自行活动，护士的下列做法正确的是(　　)。

A. 该病人应使用担架运送　　B. 协助病人坐入轮椅时应注意防止病人跌倒

C. 让病人自己坐入轮椅　　D. 速度较快时不需要准备毛毯

E. 给病人裹毛毯后坐入轮椅

3. 疾病恢复期的病人到花园里散心，可采用(　　)。

A. 轮椅运送　　B. 平车单人搬运法　　C. 平车挪动法

D. 平车三人搬运法　　E. 平车四人搬运法

4. 运送颈椎骨折的病人外出检查时，可采用(　　)。

A. 轮椅运送　　B. 平车单人搬运法　　C. 平车挪动法

D. 平车三人搬运法　　E. 平车四人搬运法

【简答题】

简述轮椅运送病人时的注意事项。

【判断题】

请判断以下轮椅运送法操作流程是否正确，为什么？

护士准备→病人准备→用物准备→环境准备→安置导管，移开床旁椅→摆放轮椅→检查轮椅性能→铺毛毯→协助病人移入轮椅→穿衣服鞋袜→双足置脚踏板上→包裹毛毯→别

针固定→铺备用床→松闸→推行→观察病人→同法回床→整理→健康宣教→致谢→处置用物→洗手→记录

【临床调研】

调研时间________调研医院________调研科室________调研操作名称________

结合临床调研情况，谈谈你对此项操作的看法及建议。

参考答案

【选择题】

1～4 B B A E

【简答题】

答：轮椅运送病人时应注意以下几点：

(1)让病人尽量靠后坐，扶好扶手，头抬起。

(2)匀速推行，下坡时减速。

(3)不可用轮椅撞门，遇到台阶或门槛时应翘起前轮。

(4)注意保暖，避免病人受凉。

(5)注意观察病人病情，发现问题及时处理。

【判断题】

答：不正确，因为：①检查轮椅性能应在物品准备时进行。②轮椅放置后要制动。③先穿衣服鞋袜再协助病人移入轮椅。④松闸推行前应铺暂空床。

轮椅运送法正确操作流程

护士准备→病人准备→用物准备→检查轮椅性能→环境准备→安置导管，移开床旁椅→摆放轮椅→制动车闸→铺毛毯→穿衣服鞋袜→协助病人移入轮椅→双足置脚踏板上→包裹毛毯→别针固定→铺暂空床→松闸→推行→观察病人→同法回床→整理→健康宣教→致谢→处置用物→洗手→记录

（左晶晶）

实训6　平车运送法

【选择题】

A1 型题

1. 两人使用平车搬运病人，应注意使平车头端和床尾呈(　　)。

A. 直角　　B. 平行　　C. 锐角　　D. 钝角　　E. 对接

2. 关于单人搬运病人，以下的哪项叙述不妥？(　　)。

A. 适用于儿科病人　　B. 平车头端与床平行

C. 托起病人轻放于车上　　D. 用于体重较轻者

E. 病人双臂交叉放于搬运者颈后

3. 平车上下坡时，病人头在高处一端的目的是(　　)。

A. 安全　　B. 利于观察病情变化

C. 防止低血压　　D. 使病人感到舒适

E. 防止头部充血引起不适

4. 协助病人由平车向病床挪动的顺序是(　　)。

A. 下肢、上肢、臀部　　B. 上身、臀部、下肢

C. 臀部、下肢、上身　　D. 下肢、臀部、上身

E. 上身、下肢、臀部

5. 用平车搬运病人，下述正确的是(　　)。

A. 搬运腰椎骨折病人，平车上放置木板　　B. 上坡时，病人头部在平车后端

C. 下坡时，病人头部在平车前端　　D. 进门时，用平车前端轻轻将门撞开

E. 暂停输液，以免针头脱出

A2 型题

6. 护士小张和小王将不能自理的病人刘某由床上移至平车上外出治疗，护士移动病人时正确的做法是(　　)。

A. 两人弯腰抱住病人移动

B. 两人在同侧托抱起病人，尽量靠近自己的身体后移动

C. 两人双腿并排用力抬起病人逐渐移动

D. 两人手臂伸直，托住病人移动

E. 两人一人托起头部，一人托起脚部移动

【简答题】

简述平车搬运病人时的注意事项。

【判断题】

请判断以下平车运送法(一人搬运)操作流程是否正确,为什么?

护士准备→病人准备→用物准备→环境准备→核对解释→安置导管,移开床旁椅→放置平车→协助穿衣→移病人至近侧→一臂自腋下伸至对侧肩外侧,一臂托腰部→抬起病人移至平车→制动车闸→盖被保暖→铺暂空床→松开车闸→匀速推行→同法移回病床→观察病情→整理→健康宣教→致谢→处置用物→洗手→必要时记录

【临床调研】

调研时间________调研医院________调研科室________调研操作名称________

结合临床调研情况,谈谈你对此项操作的看法及建议。

参考答案

【选择题】

1~6 D B B D A B

【简答题】

答:平车搬运病人时应注意以下几点:

(1)搬运病人时动作轻稳、协调一致,保持平衡,达到省力的效果。

(2)推平车时护士应在病人头端，便于观察病情。

(3)保证病人安全、舒适。

(4)注意保暖，避免病人受凉。

(5)保证病人的持续性治疗不受影响。

【判断题】

答：不正确，因为：①应先制动车闸，再移动病人。②一臂应托住大腿。③应让病人双手交叉于护士颈后握紧。

平车运送法(一人搬运)正确操作流程

护士准备→病人准备→用物准备→环境准备→核对解释→安置导管，移开床旁椅→放置平车→制动车闸→协助穿衣→移病人至近侧→一臂自腋下伸至对侧肩外侧，一臂托大腿→让病人双手交叉于护士颈后紧握→抬起病人移步放置→盖被保暖→铺暂空床→松开车闸→匀速推行→同法移回病床→观察病情→整理→健康宣教→致谢→处置用物→洗手→必要时记录

(左晶晶)

实训7 约 束 法

【选择题】

A1 型题

1. 用于限制病人坐起的约束法是(　　)。

A. 约束手腕　B. 约束踝部　C. 固定肩部

D. 固定一侧肢体　E. 固定双膝

2. 以下哪种病人不需要使用保护具?(　　)。

A. 高热病人　B. 昏迷病人　C. 分娩后产妇

D. 躁动病人　E. 谵妄病人

3. 为了防止躁动不安的病人发生意外应立即(　　)。

A. 报告医生　B. 给予镇静剂　C. 通知家长

D. 采用保护具　E. 特别护理

4. 为了限制病人手腕和踝部的活动,可采用宽绷带折成(　　)。

A. 连环结　B. 双套结　C. 外科结

D. 滑结　E. 单套结

【填空题】

使用约束带时肢体应处于________,约束带下必须垫________,松紧适宜,以能伸入________为宜。注意每________ min 观察一次受约束部位的血液循环,________ h 定时松解一次,必要时进行局部按摩,促进血液循环。

【简答题】

如何评价约束带使用是否正确?

参 考 答 案

【单选题】

1～4 C C D B

【填空题】

功能位置　衬垫　1～2手指　15～30　2

【简答题】

答:从以下几方面评价约束带使用是否正确:

(1)使用约束带前应向病人家属解释清楚。

(2)可用可不用情况下尽量不用。

(3)只适宜短期使用,注意病人的卧位舒适。

(4)使用约束带应垫好衬垫,松紧适宜,定时放松。按摩局部,促进血液循环。

(5)使病人肢体处于功能位。

(孙学华、芦红梅)

实训 8　洗手与卫生手消毒

【选择题】

A1 型题

1. 以下关于手卫生设施的配备不正确的是(　　)。

A. 水池应方便医务人员使用,重点部门应当采用非手触式水龙头开关

B. 尽量使用皂液洗手,使用的固体肥皂应保持干燥

C. 干手物品或者设施应当避免造成二次污染

D. 科室内可以设公用擦手毛巾方便医务人员

E. 科室内擦手毛巾应一人一巾

2. 医务人员在下列哪些情况下不需要洗手?(　　)。

A. 直接接触病人前后　　B. 接触特殊易感病人前

C. 从同一病人身体一个部位移动到另一部位时　　D. 接触不同病人时

E. 脱手套后

【简答题】

请简述六步法洗手具体内容。

【判断题】

请判断以下卫生洗手法操作流程是否正确,为什么?

护士准备→用物准备→环境准备→调水→涂清洁剂→揉搓,持续 10 秒钟→冲洗(顺序:自下而上)→关闭水龙头(用手)→擦干→处置用物

【临床调研】

调研时间________调研医院________调研科室________调研操作名称________

结合临床调研情况，谈谈你对此项操作的看法及建议。

参考答案

【选择题】

1～2 D C

【简答题】

答：六步法洗手具体内容为：

在流动水下，使双手充分淋湿。取适量肥皂(皂液)，均匀涂抹至整个手掌、手背、手指和指缝。认真揉搓双手至少15秒钟，应注意清洗双手所有皮肤，包括指背、指尖和指缝。

揉搓步骤：①掌手相对，手指并拢，相互揉搓。②手心相对，双手交叉指缝相互揉搓，交换进行。③掌心相对，双手交叉指缝相互揉搓。④弯曲手指使关节在另一手掌心旋转揉搓，交换进行。⑤右手握住左手大拇指旋转揉搓，交换进行。⑥将五个手指尖并拢放在另一手掌心旋转揉搓，交换进行。最后，在流动水下彻底冲净双手，擦干(取适量护手液护肤)。

【判断题】

答：不正确，因为：①涂抹清洁剂前应充分湿润双手。②揉搓时间至少15秒钟。③冲洗顺序：自上而下。④不能用手关闭水龙头。

卫生洗手法正确操作流程

护士准备→用物准备→环境准备→调水→湿手→涂清洁剂→揉搓，持续15秒→冲洗(顺序：自上而下)→关闭水龙头(不用手)→擦干→处置用物

(黄丽君)

实训9～10　无菌技术、穿脱隔离衣

【名词解释】

1. 医院感染

2. 消毒

3. 无菌技术

【填空题】

1. 医院感染按病原体来源可分为________和________。

2. 高压蒸汽灭菌效果的监测，目前有________、________监测法和________测试法三种。

3. 紫外线灯管消毒法用于空气的消毒有效距离不超过________，照射时间为________；消毒物体表面的有效距离不超过________，照射时间为________。

4. 常用的化学消毒法是________、________、________、________。

5. 隔离按传播途径的不同可以分为：__________、__________、__________、__________、__________、__________、__________。

【选择题】

A1 型题

1. 物理消毒灭菌法不包括(　　)。

A. 生物净化法　　B. 燃烧法　　C. 臭氧灭菌灯消毒法

D. 擦拭法　　E. 煮沸法

2. 关于煮沸消毒法，正确的是(　　)。

A. 煮沸 10 min 可杀灭多数细菌芽孢

B. 在水中加入亚硝酸钠可提高杀菌效果

C. 橡胶类物品应放在冷水中或温水中

D. 中途加入其他物品，需等再次水沸后计时

E. 物品需全部浸入水中，相同的容器应重叠放在一起

3. 脱戴手套的方法，以下哪项是错误的？(　　)。

A. 戴手套前应检查手套的号码

B. 未戴手套的手不可触及手套的外面

C. 戴好手套的手不可触及另一只手套翻折部分的内面

D. 戴好手套后两手应置腰部位置以上

E. 脱手套时，须将手套口翻转脱下

4. 属于半污染区的区域是(　　)。

A. 值班室　B. 配餐室及更衣室　C. 走廊和化验室
D. 病室及厕所　E. 浴室

5. 避污纸的正确使用方法为(　　)。
A. 从页面抓取　B. 随便撕取　C. 污染的手取避污纸可掀页撕取
D. 清洁手取避污纸需他人传递　E. 掀开页面抓取第二页

6. 接触传染病病人后，隔离衣应放在(　　)。
A. 值班室，清洁面朝外　B. 病室，清洁面朝外　C. 治疗室，清洁面朝外
D. 走廊，清洁面朝外　E. 办公室，清洁面朝外

7. 用环氧乙烷杀灭一切微生物(细菌芽孢)是(　　)。
A. 清洁污区　B. 物理消毒　C. 化学消毒　D. 物理灭菌　E. 化学灭菌

8. 特殊感染的敷料燃烧是(　　)。
A. 清洁污区　B. 物理消毒　C. 化学消毒　D. 物理灭菌　E. 化学灭菌

9. 换药室用紫外线照射是(　　)。
A. 清洁污区　B. 物理消毒　C. 化学消毒　D. 物理灭菌　E. 化学灭菌

10. 无菌盘铺好后(　　)。
A. 4 h 后须重新消毒　B. 12 h 后须重新消毒　C. 24 h 后须重新消毒
D. 7 d 消毒一次　E. 7～14 d 后须重新消毒

11. 无菌包已打开未用完(　　)。
A. 4 h 后须重新消毒　B. 12 h 后须重新消毒　C. 24 h 后须重新消毒
D. 7 d 消毒一次　E. 7～14 d 后须重新消毒

12. 无菌手套袋未打开(　　)。
A. 4 h 后须重新消毒　B. 12 h 后须重新消毒　C. 24 h 后须重新消毒
D. 7 d 消毒一次　E. 7～14 d 后须重新消毒

A2 型题

13. 张某，35 岁。不慎被烧伤，Ⅲ度烧伤面积达 52%，入院后应采取(　　)。
A. 严密隔离　B. 接触隔离　C. 保护性隔离　D. 呼吸道隔离　E. 消化道隔离

14. 病室谢绝探望，下列哪一病室除外？(　　)。
A. 婴儿室　B. 隔离室　C. 监护室　D. 产科病室　E. 无菌护理室

A3/A4 型题

(15～16 题共用题干)

某女性病人，40 岁。诊断为“乙型肝炎”。

15. 用漂白粉消毒病人粪便，正确的方法是(　　)。
A. 粪便 5 份加漂白粉 2 份，搅拌后放置 1 h
B. 粪便 5 份加漂白粉 1 份，搅拌后放置 1 h
C. 粪便 5 份加漂白粉 2 份，搅拌后放置 30 min
D. 粪便 5 份加漂白粉 1 份，搅拌后放置 3 h
E. 粪便 5 份加漂白粉 2 份，搅拌后放置 2 h

16. 消毒病人的工作证，正确的方法是(　　)。

A. 0.05%含氯消毒剂喷洒，3 min

B. 0.05%含氯消毒剂喷洒，60 min

C. 0.02%含氯消毒剂喷洒，30 min

D. 0.02%含氯消毒剂喷洒，3 min

E. 0.2%含氯消毒剂喷洒，30 min

【简答题】

1. 简述紫外线灯管消毒法的注意事项。

2. 简述无菌技术操作原则。

【判断题】

请判断以下操作流程是否正确，为什么？

1. 无菌技术操作流程

用物准备→护士准备→病人准备→环境准备(治疗室)→取清洁治疗盘→取无菌包→取无菌治疗巾铺无菌盘→取无菌治疗碗→取无菌棉球→倒无菌溶液→盖无菌盘→到病人床旁→再次核对→环境准备(病室)→戴无菌手套→取用无菌物品→脱无菌手套→整理→健康宣教→致谢→洗手

2.穿脱隔离衣操作流程

▲穿隔离衣:护士准备→用物准备→环境准备→取隔离衣→穿衣袖→系袖带→系领带→解腰带→系腰带→对衣边

▲脱隔离衣:刷手→解腰带→解袖带→塞袖→解领带→退衣袖→挂隔离衣→洗手

【临床调研】

调研时间________调研医院________调研科室________调研操作名称________

结合临床调研情况,谈谈你对此项操作的看法及建议。

参考答案

【名词解释】

1.医院感染:又称医院获得性感染,指病人、探视者和医院职工在医院内受到感染并出现症状。

2.消毒:用物理或化学方法清除或杀灭除芽孢以外的所有病原微生物,使其数量减少到无害程度的过程。

3.无菌技术:在医疗护理操作过程中,保持无菌物品不被污染、防止一切微生物侵入或传播给他人的一系列操作技术和管理方法。

【填空题】

1.外源性 内源性 2.物理 化学 生物 3.2 m 30～60 min 25～60 cm 20～30 min 4.浸泡 擦拭

喷雾 熏蒸 5.严密隔离 呼吸道隔离 肠道隔离 接触隔离 血液-体液隔离 昆虫隔离 保护性隔离

【选择题】

1～5 DDCCA 6～10 DEDBA 11～15 CDCDD 16 E

【简答题】

1.答:紫外线灯管消毒法的注意事项有:

(1)紫外线灯：每两周用无水乙醇擦拭、定期更换灯管（指使用时间超过 1 000 h，强度＜70 μm/cm^2）、两次使用时间应间隔 3～4 min。

(2)物品：定时翻动。

(3)房间：照射后通风换气。

(4)人员：离开或遮住眼睛和皮肤。

2. 答：无菌技术操作原则如下：

(1)操作环境要求：清洁无尘；宽敞、平坦、干燥。

(2)工作人员要求：着装整齐，洗手、修剪指甲。不允许面对无菌区谈笑、咳嗽、打喷嚏。

(3)无菌物品保存要求：无菌物品与非无菌物品分开放置，并有明显标志。无菌物品密闭保存，外贴标签，注明物品名称、灭菌日期。按失效期先后顺序摆放。有效期为 7 天，过期或受潮须重新灭菌。

(4)无菌物品取用要求：用无菌持物钳取用。不可跨越无菌区。操作者与无菌区保持一段距离，面向无菌区，双臂保持在腰部或治疗台面以上。无菌物品取出后不可再放回。用物已有污染或确有污染不可再用，须重新灭菌。

(5)使用要求：一人一物，防止交叉感染。

【判断题】

1. 答：不正确。因为：①在护士准备前进行用物准备不妥当。②没有将无菌盘半开取就戴无菌手套，导致戴好手套后无法打开无菌盘。③无菌操作结束后未再次核对病人。④无菌操作后没有处置用物。

无菌技术正确操作流程

护士准备→病人准备→环境准备（治疗室）→用物准备→取清洁治疗盘→取无菌包→取无菌治疗巾铺无菌盘→取无菌治疗碗→取无菌棉球→倒无菌溶液→盖无菌盘→到病人床旁→再次核对→环境准备（病室）→半开无菌盘→戴无菌手套→取用无菌物品→脱无菌手套→再次核对→整理→健康宣教→致谢→处置用物→洗手

2. 答：不正确。因为：①穿隔离衣时因领口始终需保证清洁，所以应先系领带再系袖带。②穿脱隔离衣时要对衣边后再系腰带以保证干净的区域不被污染。③脱隔离衣时手在消毒后应保持清洁而不应触碰污染的部位，所以应先解腰带解袖带后再刷手，刷手后就不应再碰这些部位。

隔离衣穿脱正确操作流程

▲穿隔离衣：护士准备→用物准备→环境准备→取隔离衣→穿衣袖→系领带→系袖带→解腰带→对衣边→系腰带

▲脱隔离衣：解腰带→解袖带→塞袖→刷手→解领带→退衣袖→挂隔离衣→洗手

（张　荣）

实训11 口腔护理

【选择题】

A1 型题

1. 口腔护理的目的不包括(　　)。

A. 保持口腔清洁　　B. 去除口臭、口垢　　C. 清除口腔内一切微生物　　D. 观察口腔黏膜和舌苔　　E. 预防口腔感染

2. 为昏迷病人进行口腔护理时,以下操作中错误的是(　　)。

A. 协助病人仰卧,头偏向一侧　　B. 使用开口器,应从臼齿处放入　　C. 擦洗时棉球不宜过湿　　D. 协助病人漱口　　E. 清点棉球数量

3. 口腔铜绿假单胞菌感染时,常用的漱口液是(　　)。

A. 0.02%呋喃西林　　B. 1%～3%过氧化氢　　C. 0.08%甲硝唑溶液　　D. 2%～3%硼酸　　E. 0.1%醋酸溶液

4. 为昏迷病人进行口腔护理时,取下的活动义齿应(　　)。

A. 浸于开水中备用　　B. 浸于乙醇中备用　　C. 浸于复方硼酸溶液中备用　　D. 浸于醋酸溶液中备用　　E. 浸于冷水中备用

A2 型题

5. 李小姐,因血小板减少性紫癜住院治疗。护士为其进行口腔护理时发现舌下有一小血痂,以下的护理方法哪项错误?(　　)。

A. 观察口腔黏膜变化　　B. 用过氧化氢溶液漱口　　C. 去除血痂,涂药　　D. 轻轻擦拭口腔各面　　E. 观察舌苔变化

A3 型题

(6～8 题共用题干)

李先生,68 岁。重症肺炎,高热昏迷十余天。入院以来使用了大量抗生素治疗。近日发现其口腔黏膜破溃,创面上附着白色膜状物,拭去白色膜状物可见创面轻微出血。

6. 该病人口腔病变原因可能是(　　)。

A. 病毒感染　　B. 维生素缺乏　　C. 凝血功能障碍　　D. 铜绿假单胞菌感染　　E. 真菌感染

7. 为该病人进行口腔护理时选择的漱口溶液应是(　　)。

A. 朵贝尔溶液　　B. 等渗盐水　　C. 1%～4%碳酸氢钠　　D. 0.02%呋喃西林　　E. 0.1%醋酸

8. 口腔护理后用物处理的正确方法是(　　)。

A. 消毒液浸泡后清洗　　B. 高压蒸汽灭菌后清洗
C. 刷洗干净后再消毒　　D. 日光曝晒后清洗
E. 一次性用物使用后及时弃去

【简答题】

昏迷病人口腔护理时应注意什么?

【判断题】

请判断以下口腔护理操作流程是否正确,为什么?

护士准备→用物准备→病人准备→环境准备→铺巾置盘→安置体位→观察口腔→擦洗口腔→漱口→检查口腔→整理→健康宣教→致谢→处置用物→记录→洗手

【临床调研】

调研时间________调研医院________调研科室________调研操作名称________

结合临床调研情况,谈谈你对此项操作的看法及建议。

参考答案

【选择题】

1～5 C D E E C　6～8 E C A

【简答题】

答:昏迷病人口腔护理时应禁忌漱口;使用开口器时,应从臼齿处放入;擦洗时需用血管钳夹紧棉球,每次一个;棉球不可过湿,以防病人将液体吸入呼吸道;操作前后要清点棉球数量,防止棉球遗留在口腔内。

【判断题】

答:不正确。因为:①在病人准备前进行用物准备不妥当。②先铺巾置盘再安置体位不妥当。③擦洗口腔前应漱口。④应该在洗手后再记录。

口腔护理正确操作流程

护士准备→病人准备→用物准备→环境准备→安置体位→铺巾置盘→观察口腔→漱口→擦洗口腔→漱口→检查口腔→整理→健康宣教→致谢→处置用物→洗手→记录

（高达玲）

实训 12　床上面部清洁和梳头

【选择题】

A1 型题

1. 卧床病人的头发纠结成团时欲湿润梳理头发可用(　　)。

A. 0.9%等渗盐水　　B. 30%乙醇　　C. 油剂溶液

D. 碘酊　　E. 百部酊

2. 护士协助生活不能自理的病人梳发时,需备的物品有(　　)。

A. 治疗巾、梳子、30%乙醇　　B. 治疗巾、梳子、50%乙醇

C. 治疗巾、梳子、30%乙醇、纸袋　　D. 治疗巾、梳子、50%乙醇、纸袋

E. 治疗巾、梳子、30%乙醇、纸袋、笔

【简答题】

为病人进行面部清洁及梳头时应注意什么?

【判断题】

请判断以下床上面部清洁和梳头操作流程是否正确,为什么?

护士准备→病人准备→用物准备→环境准备→安置体位→擦洗面部(顺序:外眦→内眦→面颊→耳后→颈部)→梳理头发→涂护肤品→整理→洗手→记录→宣教

【临床调研】

调研时间________调研医院________调研科室________调研操作名称________

结合临床调研情况，谈谈你对此项操作的看法及建议。

参考答案

【选择题】

1～2 B C

【简答题】

答：为病人进行面部清洁及梳头时应注意以下内容：

(1)注意节力与安全的原则。

(2)尊重、体贴病人，动作轻柔。

(3)操作中注意与病人沟通，询问病人感受，观察病人反应，及时处理异常情况。

(4)注意擦净耳部、耳后及颈部皮肤皱褶处。

(5)如头发纠结成团，可先用30%的乙醇湿润后再逐段梳理，避免强行梳拉头发。

(6)保持床单位的清洁与干燥。

【判断题】

答：不正确。因为：①擦洗面部的顺序不正确(应从内眦擦向外眦)。②应该在擦洗面部后涂护肤品。

床上面部清洁和梳头正确操作流程

护士准备→病人准备→用物准备→环境准备→安置体位→擦洗面部(顺序：内眦→外眦→面颊→耳后→颈部)→涂护肤品→梳理头发→整理→健康教育→致谢→处置用物→洗手→记录

(高达玲)

实训 13　会阴擦洗(女病人)

【选择题】

A1 型题

1. 男、女病人会阴护理，一般情况下应(　　)。

　A. 1 次/日　B. 2 次/日　C. 3 次/日　D. 4 次/日　E. 5 次/日

2. 女病人会阴擦洗时，水温为(　　)。

　A. 36～38 ℃　B. 50～52 ℃　C. 41～43 ℃　D. 44～46 ℃　E. 47～49 ℃

3. 女病人会阴擦洗顺序为(　　)。

　A. 自上而下，由内向外　B. 自下而上，由内向外

　C. 自上而下，由外向内　D. 自上而下，由内向外

　E. 自下而上，由外向内

【简答题】

为何要为病人进行会阴护理？

【判断题】

请判断以下女病人会阴护理操作流程是否正确，为什么？

用物准备→护士准备→病人准备→环境准备→安置体位→备水→擦洗会阴→整理→健康教育→致谢→处置用物→洗手→记录

【临床调研】

调研时间________调研医院________调研科室________调研操作名称________

结合临床调研情况，谈谈你对此项操作的看法及建议。

参考答案

【选择题】

1～3 A B C

【简答题】

答：为病人进行会阴护理，目的是为了去除会阴部异味，预防和减少感染发生，同时增进病人舒适感。

【判断题】

答：不正确。因为：①在护士准备前进行用物准备不妥当。②先备水再安置体位。③戴手套后再擦洗会阴。

女病人会阴护理正确操作流程

护士准备→病人准备→用物准备→环境准备→备水→安置体位→戴手套→擦洗会阴→整理→健康教育→致谢→处置用物→洗手→记录

（柳　敏）

实训14　指(趾)甲护理

【选择题】

A1 型题

用于手、足部清洗的水温是(　　)。

A. 30～32 ℃　　B. 33～35 ℃　　C. 36～38 ℃　　D. 39～41 ℃　　E. 41～43 ℃

【判断题】

请判断以下指(趾)甲护理操作流程是否正确，为什么？

护士准备→病人准备→用物准备→环境准备→安置体位→放下床栏→修剪指(趾)甲→泡手(足)→撤单→整理→健康宣教→致谢→处置用物→洗手→记录

【临床调研】

调研时间________调研医院________调研科室________调研操作名称________

结合临床调研情况，谈谈你对此项操作的看法及建议。

参考答案

【选择题】

E

【判断题】

答：不正确。因为：①应先放下床栏再安置体位。②泡手(足)后修剪指(趾)甲。

指(趾)甲护理正确操作流程

护士准备→病人准备→用物准备→环境准备→放下床栏→安置体位→泡手(足)→修剪指(趾)甲→撤单→整理→健康宣教→致谢→处置用物→洗手→记录

(柳　敏)

实训15　床上洗发

【填空题】

1. 马蹄形垫法，安置体位可协助病人________卧，将________________________________移于肩下，将头置于____________内。马蹄形垫开口处下接________。

2. 扣杯法：安置体位可协助病人__________，将________________________________移于肩下，铺________________于病人头部床单上，床上放____，将病人头部枕于________上，脸盆内置________________，下接________。

3. 洗头车法：安置体位可协助病人________卧，将________________________________移于肩下，将洗头车拉至床边，头部枕于________或将________置于病人________下。

【选择题】

A1型题

1. 床上洗头适宜水温是(　　)。
　A. 18～22 ℃　B. 22～24 ℃　C. 30～40 ℃　D. 40～45 ℃　E. 55 ℃

2. 扣杯法洗头，用橡胶管吸出脸盆中的污水采用的原理是(　　)。
　A. 垂直压力　B. 正压　C. 负压　D. 虹吸　E. 空吸作用

3. 灭除头虱可选用(　　)。
　A. 0.9%等渗盐水　B. 70%乙醇　C. 30%乙醇
　D. 碘酊　E. 百部酊

【简答题】

1. 床上洗发的目的是什么？

2.请简述床上洗发的注意事项。

【病例分析】

病人王某，女，35 岁。因车祸造成多处骨折，经手术、牵引复位等治疗已处于恢复期，现已卧床 3 周，今日诉头皮瘙痒、异味，欲请护士帮忙为其洗头，请问：护士应该怎样做？

【判断题】

请判断以下床上洗发操作流程是否正确，为什么？

用物准备→护士准备→病人准备→环境准备→围毛巾→安置体位→试水温→洗发→保护眼、耳→撤用物→安置病人→观察→整理→致谢→处置用物→洗手→记录

【临床调研】

调研时间________调研医院________调研科室________调研操作名称________

结合临床调研情况，谈谈你对此项操作的看法及建议。

参考答案

【填空题】

1.斜　盖有橡胶单及毛巾的枕头　马蹄形垫　污水桶　2.仰卧、屈膝　盖有橡胶单及毛巾的枕头　橡胶单和治疗巾　脸盆1只,盆底放小毛巾一块,其上倒扣搪瓷缸　杯底　橡胶吸水管　污水桶　3.斜　盖有橡胶单及毛巾的枕头　头托上　接水盆　头

【选择题】

1～3 D D E

【简答题】

1.答:床上洗发的目的有以下几点:

(1)去除头皮屑及污物,清洁头发,消除头发异味,减少感染机会。

(2)按摩头皮,促进头部血液循环,利于头发的生长和代谢。

(3)增进病人舒适感、美观,维护病人自尊和自信,增进其身心健康。

2.答:床上洗发的注意事项如下:

(1)操作中随时与病人沟通,观察病情变化,如面色、脉搏、呼吸有异常时应停止操作。

(2)掌握室温与水温,避免病人着凉或烫伤。

(3)洗发时,防止水流入病人眼及耳内,并保护衣领和床单,避免被水沾湿。

(4)揉搓力量要适中,不可用指甲抓洗,避免造成头皮抓伤或疼痛。

(5)病情危重、身体虚弱的病人不宜洗发。

【病例分析】

答:护士应该这样做:

(1)王女士病情稳定、卧床时间较长、生活不能自理,为增进其舒适感、美观,满足其身心需要,维持良好的自我形象,预防并发症,护士应帮助她进行床上洗发。

(2)在安置体位时,操作中应特别注意保护骨折伤口,动作轻稳,防止并发症。操作中随时与病人沟通,观察病情变化,如面色、脉搏、呼吸有异常,骨折处疼痛时应停止操作。

【判断题】

答:不正确。因为:①在护士准备前进行用物准备不妥当。②先洗发再保护眼、耳不妥当。

床上洗发正确操作流程

护士准备→病人准备→用物准备→环境准备→围毛巾→安置体位→保护眼、耳→试水温→洗发→撤用物→安置病人→观察→整理→致谢→处置用物→洗手→记录

（叶守梅）

实训 16　床 上 擦 浴

【选择题】

A1 型题

1. 床上擦浴的目的不包括(　　)。

A. 预防皮肤过敏　B. 促进血液循环　C. 清洁舒适
D. 观察病情　E. 增强皮肤排泄

2. 床上擦浴擦洗上肢和胸腹部时，为病人更换衣服的正确顺序是(　　)。

A. 先脱近侧，后脱远侧　B. 先脱远侧，后脱近侧　C. 先脱患侧，后脱健侧
D. 先穿健侧，再穿患侧　E. 先穿近侧，再穿远侧

3. 下列能进行床上擦浴的病人是(　　)。

A. 大出血病人　B. 心梗急性期病人　C. 截瘫病人
D. 休克病人　E. 腹部手术后当天病人

4. 为卧床病人进行床上擦浴时，错误的操作是(　　)。

A. 室温调节在 24 ℃左右　B. 注意遮挡病人，保护病人隐私
C. 擦拭全身各处，注意擦净皮肤皱褶处　D. 擦洗肢体的时候先患侧后健侧
E. 动作轻柔，尽量减少翻动次数和暴露

5. 床上擦浴正确的操作是(　　)。

A. 动作轻柔、敏捷　B. 室温调节在 18～22 ℃　C. 水温不超过 32 ℃
D. 禁擦胸腹及后颈　E. 病情变化应加快操作

A2 型题

6. 病人，55 岁。在擦浴的过程中主诉心慌、气促、出冷汗，护士正确的处理方法是(　　)。

A. 更换热水　B. 加盖毛毯　C. 停止擦浴，通知医生
D. 停止擦浴，对症处理　E. 停止擦浴，让病人休息片刻再擦

A3/A4 型题

(7～8 题共用题干)

某女性病人，截瘫，生活不能自理。护士协助床上擦浴。

7. 擦洗顺序正确的是(　　)。

A. 脸、颈－上肢、胸腹部－颈、背、臀部－会阴部－双下肢、踝部、双足
B. 会阴部－脸、颈－上肢、胸腹部－颈、背、臀部－双下肢、踝部、双足
C. 脸、颈－上肢、胸腹部－会阴部－颈、背、臀部－双下肢、踝部、双足
D. 脸、颈－上肢、胸腹部－颈、背、臀部－双下肢、踝部、双足－会阴部

E. 脸、颈一会阴部一上肢、胸腹部一颈、背、臀部一双下肢、踝部、双足

8. 擦浴过程中注意事项正确的是(　　)。

A. 操作过程中，护士应两腿并拢　　B. 水盆远离身体，防止污水溅到身上

C. 严禁擦洗腹股沟　　D. 严格消毒隔离原则

E. 如病人出现寒战、面色苍白等变化，立即停止擦浴

【简答题】

1. 简述床上擦浴的目的？

2. 床上擦浴的注意事项有哪些？

【判断题】

请判断以下床上擦浴操作流程是否正确，为什么？

环境准备→用物准备→护士准备→病人准备→安置体位→备水、调水温→擦眼、脸、擦颈→脱上衣→擦洗上肢→擦胸部→擦腹部→翻身侧卧→擦洗后颈、背、臀部→穿上衣→脱裤→擦洗下肢→泡双足→洗会阴→观察→整理→致谢→处置用物→记录→洗手

【临床调研】

调研时间________调研医院________调研科室________调研操作名称________

结合临床调研情况，谈谈你对此项操作的看法及建议。

参考答案

【选择题】

1～5 A A C D A　6～8 D A E

【简答题】

1.答：床上擦浴的目的有以下几点：

(1)去除皮肤污垢，保持皮肤清洁，满足病人舒适需要。

(2)促进血液循环，增强皮肤代谢功能，预防感染和压疮等并发症的发生。

(3)观察病人一般情况，活动肢体，防止肌肉挛缩和关节僵硬等并发症。

2.答：床上擦浴的注意事项如下：

(1)动作轻稳，省时节力。

(2)及时更换或添加热水、更换面盆和毛巾，防止病人着凉。

(3)操作中注意观察病情变化及皮肤有无异常，若病人出现寒战、面色苍白等情况时，应立即停止擦洗，给予适当处理。

(4)保护病人，尽可能减少暴露，维护其自尊。

【判断题】

答：不正确。因为：①应先做护士准备、病人准备，再做环境准备、用物准备。②脱裤后，先协助洗会阴，再擦洗下肢。③先洗手，后记录。

床上擦浴正确操作流程

护士准备→病人准备→用物准备→环境准备→安置体位→备水、调水温→擦洗眼、脸、颈→脱上衣→擦洗上肢→擦洗胸→擦腹部→翻身侧卧→擦洗后颈、背、臀部→穿上衣→脱裤→擦洗会阴→擦洗下肢→泡双足→观察→整理→致谢→处置用物→洗手→记录

（吴桃信）

实训 17 协助更衣

【填空题】

1. 脱衣方法：无肢体活动障碍时，先________，后________。一侧肢体活动障碍，先________，后________。

2. 穿衣方法：无肢体活动障碍时，先________，后________。一侧肢体活动障碍，先________，后________。

3. 更衣可根据病情采取不同的卧位，病情稳定可采取________或________，手术后或卧床病人可采取________更换。

【选择题】

女性病人李某，50 岁。左上臂脂肪瘤摘除术第 5 天，为其更换上衣的正确方法是（　　）。

A. 先脱左侧，后穿右侧　B. 先脱左侧，后穿左侧　C. 先脱右侧，后穿左侧
D. 先脱右侧，后穿右侧　E. 先脱右侧，先穿右侧

【判断题】

请判断以下协助更衣操作流程是否正确，为什么？

护士准备→病人准备→用物准备→环境准备→安置体位→脱上衣（先对侧或患侧）→穿上衣（先穿近侧或健侧）→脱裤（先近侧或患侧）→穿裤（先对侧或患侧）→观察→整理→致谢→处置用物→记录→洗手

【临床调研】

调研时间________调研医院________调研科室________调研操作名称________
结合临床调研情况，谈谈你对此项操作的看法及建议。

参考答案

【填空题】

1. 近侧　远侧　健侧　患侧　2. 远侧　近侧　患侧　健侧　3. 坐位　半坐卧位　轴线翻身法

【选择题】

D

【判断题】

答：不正确。因为：①脱上衣时应先脱近侧或健侧。②穿上衣时应先穿对侧或患侧。③脱裤子应先脱近侧或健侧。④应先洗手，后记录。

协助更衣正确操作流程

护士准备→病人准备→用物准备→环境准备→安置体位→脱上衣(先近侧或健侧)→穿上衣(先穿对侧或患侧)→脱裤(先近侧或健侧)→穿裤(先对侧或患侧)→观察→整理→致谢→处置用物→洗手→记录

(吴桃信)

实训18 失禁护理

【名词解释】

1. 尿失禁

2. 大便失禁

【填空题】

1. 正常成人一昼夜尿量在________ml，每次尿量________ml。

2. 一昼夜尿量超过________ml为多尿，少于________ml为少尿，少于________ml为无尿。

3. 根据尿失禁的原因，可分为真性尿失禁、________和________。

4. 血红蛋白尿呈________色，胆红素尿呈________色，乳糜尿呈________色。

5. 柏油样便见于________，白陶土色便提示________，暗红色便提示________，果酱样便见于肠套叠和________。

【选择题】

A1型题

1. 下列关于正常尿液的描述，错误的是(　　)。
   A. 每次尿量200～400 ml　　B. 澄清、透明
   C. 呈弱酸性　　D. 新鲜尿液有氨臭味
   E. 相对密度为1.015～1.025
2. 正常成人一昼夜的尿量平均为(　　)。
   A. 3 500 ml　　B. 3 000 ml　　C. 2 500 ml　　D. 2 000 ml　　E. 1 500 ml
3. 少尿是指24 h尿量少于(　　)。
   A. 50 ml　　B. 100 ml　　C. 200 ml　　D. 300 ml　　E. 400 ml
4. 不影响尿量增减的因素有(　　)。
   A. 外界湿度　　B. 饮水　　C. 出汗
   D. 食物中蛋白质的含量　　E. 药物
5. 为预防长期尿失禁病人泌尿系感染，护理时应注意(　　)。
   A. 留置导尿管引流尿液　　B. 设法接尿

C. 指导盆底肌锻炼　　D. 注意室内环境
E. 嘱病人每日饮水 2 000～3 000 ml

6. 关于腹泻病人的护理，错误的是(　　)。
A. 卧床休息　　B. 进食清淡的流质或半流质食物
C. 每次便后用温水清洗局部　　D. 腹泻严重时暂禁饮水
E. 观察并记录排便情况

7. 排尿失去意识控制，尿液不自主流出称为(　　)。
A. 尿失禁　B. 尿频　C. 尿急　D. 尿痛　E. 尿潴留

8. 膀胱内贮存尿液达到一定压力时，即可不自主溢出少量尿液，压力降低时，排尿即行停止，这种现象称为(　　)。
A. 真性尿失禁　B. 假性尿失禁　C. 压力性尿失禁
D. 多尿　E. 尿潴留

9. 关于排便性质异常的描述，错误的是(　　)。
A. 上消化道出血为柏油样便　　B. 胆管完全阻塞时粪便呈淡酱色
C. 消化不良者大便呈酸臭味　　D. 痔疮出血在排便后有鲜血滴出
E. 痢疾病人粪便呈黏液血便

10. 下消化道恶性肿瘤病人的粪便呈(　　)。
A. 恶臭味　B. 腐败味　C. 腥臭味　D. 酸败味　E. 碱臭味

11. 血尿颜色呈(　　)。
A. 洗肉水样　B. 浓茶色　C. 鲜黄色　D. 乳白色　E. 黄褐色

12. 血红蛋白尿颜色呈(　　)。
A. 洗肉水样　B. 浓茶色　C. 鲜黄色　D. 乳白色　E. 黄褐色

13. 胆红素尿颜色呈(　　)。
A. 洗肉水样　B. 浓茶色　C. 鲜黄色　D. 乳白色　E. 黄褐色

14. 乳糜尿颜色呈(　　)。
A. 洗肉水样　B. 浓茶色　C. 鲜黄色　D. 乳白色　E. 黄褐色

15. 服用大量胡萝卜素，尿颜色呈(　　)。
A. 洗肉水样　B. 浓茶色　C. 鲜黄色　D. 乳白色　E. 黄褐色

16. 霍乱病人的粪便呈(　　)。
A. 陶土样便　B. 鲜血便　C. 柏油样便　D. 米泔样便　E. 果酱样便

17. 肛裂出血病人的粪便呈(　　)。
A. 陶土样便　B. 鲜血便　C. 柏油样便　D. 米泔样便　E. 果酱样便

18. 上消化道出血病人的粪便呈(　　)。
A. 陶土样便　B. 鲜血便　C. 柏油样便　D. 米泔样便　E. 果酱样便

19. 阻塞性黄疸病人的粪便呈(　　)。
A. 陶土样便　B. 鲜血便　C. 柏油样便　D. 米泔样便　E. 果酱样便

20. 阿米巴痢疾病人的粪便呈(　　)。
A. 陶土样便　B. 鲜血便　C. 柏油样便　D. 米泔样便　E. 果酱样便

A2 型题

21. 女性病人王某，36 岁。因胆管梗阻出现全身黄染，尿中有胆红素，其尿液的颜色呈（　　）。

A. 黄色　　B. 暗红色　　C. 酱油色　　D. 黄褐色　　E. 鲜红色

22. 女性病人石某，38 岁。尿毒症，留置导尿 24 h 引流出尿液 200 ml，该病人的排尿状况为（　　）。

A. 正常　　B. 无尿　　C. 少尿　　D. 尿潴留　　E. 尿量偏少

A3/A4 型题

（23～25 题共用题干）

段某，胃溃疡出血，经对症治疗出血停止，病情缓解，大便潜血试验阴性。

23. 出血期间，病人大便呈（　　）。

A. 红色　　B. 暗红色　　C. 柏油色　　D. 果酱样　　E. 黄褐色

24. 病人呕血时，应给予安置（　　）。

A. 头低足高位　　B. 俯卧位　　C. 头高足低位　　D. 仰卧位　　E. 侧卧位

25. 大便潜血试验前 3 天，嘱病人禁食（　　）。

A. 马铃薯　　B. 豆腐　　C. 花菜　　D. 韭菜　　E. 大白菜

【简答题】

1. 简述尿失禁病人的护理措施。

2. 简述大便失禁病人的护理措施。

【病例分析】

孙老太，65 岁。20 多年前开始在咳嗽、大笑、打喷嚏、抬重物时发生不自主漏尿，并随着健康状况好坏时重时轻。去年年底症状加重，询问得知孙老太自去年冬季持续咳嗽长达 4 个月。询问生育史，育有一子一女，女儿为产钳助产。妇科检查见子宫Ⅰ度脱垂。泌尿系统检查，膀胱内压正常，膀胱逼尿肌稳定。尿道压力测试：在膀胱充盈状态下，站立位可见随咳嗽尿液漏出，咳嗽停止后还见漏尿。

(1)该病人是哪种类型的尿失禁？

(2)该病人尿失禁的病因有哪些？

(3)应对病人实施哪些护理措施？

(4)对该病人进行健康指导的内容有哪些？

【判断题】

请判断以下失禁护理操作流程是否正确，为什么？

用物准备→护士准备→病人准备→环境准备→安置体位→调试水温→清洁肛周皮肤→清洁会阴部→观察骶尾部及肛周皮肤→酌情用外用药，穿衣裤→更换清洁中单→使用接尿等措施→整理→健康教育→致谢→处置用物→记录

【临床调研】

调研时间________调研医院________调研科室________调研操作名称________

结合临床调研情况，谈谈你对此项操作的看法及建议。

参考答案

【名词解释】

1. 尿失禁：指排尿失去意识控制或不受意识控制，尿液不自主地流出。

2. 大便失禁：指肛门括约肌不受意识的控制而不自主地排便。

【填空题】

1. 1 000～2 000　200～400　2. 2 500　400　100　3. 假性尿失禁　压力性尿失禁

4. 酱油　深黄或黄褐　乳白　5. 上消化道出血　胆管梗阻　下消化道出血　阿米巴痢疾

【选择题】

1～5 D E E D E　6～10 D A B B B　11～15 A B E D C　16～20 D B C A E　21～25 D C C A D

【简答题】

1. 对尿失禁病人应采取下列护理措施：

(1)心理护理。

(2)皮肤护理。

(3)体外接尿、引流。

(4)重建正常的排尿功能。

(5)对于长期尿失禁的病人可行留置导尿术。

2. 对大便失禁病人应采取下列护理措施：

(1)心理护理。

(2)保持病室环境整洁，空气清新。

(3)皮肤护理：便后使用软纸擦拭，用温水清洗肛门周围皮肤，再擦油剂予以保护。及时更换被污染的床单、衣物。

(4)训练病人定时排便：了解病人排便时间的规律，观察排便前表现；对排便无规律者，酌情定时给予便器，以试行排便，逐步帮助病人建立排便反射。

【病例分析】

答：(1)该病人是压力性尿失禁。

(2)该病人尿失禁的病因主要是妊娠和分娩过程中，产钳助产引起的。后因冬季上呼吸道感染持续咳嗽加重病情。

(3)护理措施如下：①心理护理：护士应理解、尊重病人，热情地提供必要的帮助，以消除病人紧张、羞涩、焦虑、自卑等情绪。②皮肤护理：勤更换床单衣裤等；会阴部经常用温水冲洗，保持病人会阴部清洁干燥。③应用接尿装置：可用女式尿壶紧贴外阴接取尿液。④室内环境：定时开窗通气，以除去不良气味，保持空气清新。

(4)健康指导如下：①摄入适当液体：指导病人每日白天摄入 2 000～3 000 ml 液体，以促进排尿反射，预防泌尿系统感染。入睡前可适当限制饮水量，以减少夜间尿量，以免影响病人休息。②训练膀胱功能：促进排尿功能的恢复。③训练肌肉力量：指导病人进行收缩和放松盆底肌肉的锻炼，以增强控制排尿的能力。

【判断题】

答：不正确。因为：①在护士准备前进行用物准备不妥当。②清洁皮肤的顺序不妥，应该先清洁会阴部再清洗肛周皮肤。③处置用物后未洗手就记录不妥。

失禁护理正确操作流程

护士准备→病人准备→用物准备→环境准备→安置体位→调试水温→清洁会阴部→清洁肛周皮肤→观察骶尾部及肛周皮肤→酌情用外用药，穿衣裤→更换清洁中单→使用接尿等措施→整理→健康教育→致谢→处置用物→洗手→记录

（徐　婷）

实训19　床上使用便器(女式)

【简答题】

简述床上使用便器的注意事项。

【判断题】

请判断以下床上使用便器操作流程是否正确,为什么?

用物准备→护士准备→病人准备→环境准备→安置体位→褪裤至膝部→放置便器→垫橡胶单治疗巾→观察病人→取便器→处置粪便→整理→健康宣教→致谢→处置用物→洗手→记录→观察大便颜色、性状

参考答案

【简答题】

答:床上使用便器的注意事项如下:

(1)遮挡病人,防止着凉,保护隐私。

(2)放、取便器时抬高病人臀部,动作轻柔,避免拖、拉便器,防止损伤病人皮肤。

(3)便器扁平处放病人腰下。

(4)避免粪便污染皮肤及床单位。

【判断题】

答:不正确。因为:①在护士准备前进行用物准备不妥当。②应先铺橡胶单治疗巾再放便盆。③先观察再记录,最后还应记录观察结果。

床上使用便器正确操作流程

护士准备→病人准备→用物准备→环境准备→安置体位→褪裤至膝部→垫橡胶单治疗巾→放置便器→观察病人→取便器→观察、处置粪便→整理→健康宣教→致谢→处置用物→洗手→记录

（梁晓菊）

实训 20　协助病人翻身及有效咳嗽

【选择题】

A1 型题

1. 关于指导病人有效咳嗽，下列说法不正确的是（　　）。
   A. 协助病人取舒适体位　　B. 指导病人轻轻咳嗽
   C. 如腹部有切口，咳嗽时双手应压于切口两侧
   D. 深吸气屏住 3s　　E. 咳嗽间歇让病人休息
2. 关于协助病人翻身，下列说法错误的是（　　）。
   A. 先将病人移向近侧，再翻身　　B. 如果病人较重，可以拖着病人移动
   C. 在骨突部位垫上软枕　　D. 翻身后检查各导管情况
   E. 翻身后注意观察局部皮肤受压情况

【简答题】

请问促进有效咳嗽的主要措施有哪些？

【判断题】

请判断以下协助病人翻身及有效咳嗽操作流程是否正确？请分析。

护士准备→病人准备→用物准备→环境准备→安置导管→翻身侧卧→协助病人移向床沿→观察排痰情况→协助坐起→挤压腹部→指导咳嗽→观察皮肤受压情况→整理→健康教育→致谢→处置用物→洗手→记录

【临床调研】

调研时间________调研医院________调研科室________调研操作名称________

结合临床调研情况，谈谈你对此项操作的看法及建议。

参考答案

【选择题】

1～2 B B

【简答题】

答：促进有效咳嗽的主要措施如下：

(1)改变病人姿势，使分泌物流入大气道内便于咳出。

(2)鼓励病人做缩唇呼吸，以引发咳嗽反射。

(3)病情允许的情况下，鼓励病人活动，或护士由下至上、由外向内叩击病人背部利于痰液松动。

(4)挤压腹部，有助于咳痰。

【判断题】

答：不正确。因为：①环境准备后要固定床轮，防止床产生位移。②协助病人移向床沿，便于协助病人翻身侧卧。③翻身后主要观察局部皮肤情况，协助坐起后主要观察排痰情况。

协助病人翻身及有效咳嗽正确操作流程

护士准备→病人准备→用物准备→环境准备→固定床轮→安置导管→协助病人移向床沿→翻身侧卧→观察皮肤受压情况→协助坐起→挤压腹部→指导咳嗽→观察排痰情况→整理→健康教育→致谢→处置用物→洗手→记录

（黄　萍）

实训 21　协助病人移向床头法

【选择题】

A1 型题

1. 一人协助病人移向床头的操作方法，错误的一项是（　　）。
   A. 视病情放平靠背架
   B. 取下枕头放置椅上，病人仰卧屈膝
   C. 护士一手伸入病人肩下，另一手托臀部
   D. 请病人双手握住床头栏杆，双脚蹬床面
   E. 护士、病人协作配合，同时开始上移
2. 下列哪项不符合节力原则？（　　）。
   A. 身体靠近床边　　B. 两腿间距与肩同宽　　C. 使用肘部力量
   D. 两膝稍屈并分开　　E. 上身保持一定弯度

A2 型题

3. 两位护士协助某昏迷病人移向床头的操作中，错误的是（　　）。
   A. 让病人屈膝，双手抓床头栏杆
   B. 护士两人站于同侧，一人托住病人颈肩及腰部，另一人托住臀部及腘窝部
   C. 护士两人分别站在床的两侧，两人双手相接，手指相互交叉，托住病人颈肩部和臀部
   D. 两位护士同时用力，协调地将病人抬起，移向床头
   E. 枕横立于床头，防止头部撞伤

【判断题】

请判断以下协助病人移向床头法（一人法）操作流程是否正确，为什么？

护士准备→病人准备→用物准备→固定床脚轮→安置导管→盖被折叠→嘱病人双手抓床头栏杆→护士一手托肩，一手托膝→同时嘱病人脚蹬床面，合力上移→放回枕头→安置导管→取舒适卧位，整理床单位→健康宣教→致谢→洗手

【临床调研】

调研时间________调研医院________调研科室________调研操作名称________

结合临床调研情况，谈谈你对此项操作的看法及建议。

参考答案

【选择题】

1～3 B E A

【判断题】

答：不正确。因为：①应先放平床头后再协助病人移动。②应嘱病人双腿屈膝。③枕头应横立于床头。

协助病人移向床头法（一人法）正确操作流程

护士准备→病人准备→用物准备→固定床脚轮→安置导管→盖被三折于床尾→放平床头→枕头横立于床头→嘱病人双手抓床头栏杆，双腿屈膝→护士一手托肩，一手托膝→同时嘱病人脚蹬床面，合力上移→放回枕头→安置导管，取舒适卧位，整理床单位→健康宣教→致谢→洗手

（左晶晶）

实训 22～23　体温、脉搏、呼吸、血压测量法

【名词解释】

1. 体温过高

2. 脉搏短绌

【填空题】

1. 测血压时应做到四定，即________、________、________、________。

2. 以口腔温度为例，发热判断标准为：低热________、中等热________、高热________、超高热________。

【选择题】

A1 型题

1. 可使体温略微增高的生理因素为（　　）。

A. 饥饿状态下　B. 女性月经前　C. 睡眠时
D. 服安眠药后　E. 忧郁时

2. 脉压增大常见于（　　）。

A. 主动脉瓣关闭不全　B. 心包积液　C. 缩窄性心包炎
D. 肺心病　E. 心肌炎

3. 测口腔温度为 40.2 ℃属于（　　）。

A. 正常体温　B. 低热　C. 中等热　D. 高热　E. 超高热

4. 测直肠温度为 37.7 ℃属于（　　）。

A. 正常体温　B. 低热　C. 中等热　D. 高热　E. 超高热

A2 型题

5. 某男性病人，28 岁。护士为其测量脉搏时发现，每隔 2 个正常搏动后出现 1 个过早搏动，称为（　　）。

A. 二联律　B. 三联律　C. 间歇脉　D. 缓脉　E. 绌脉

6. 某男性病人，72 岁。连续 3 天测血压为 140/95 mmHg。此病人属于（　　）。

A. 正常血压　B. 正常高限　C. 高血压

D. 收缩压正常，舒张压升高　　E. 收缩压升高，舒张压正常

A3 型题

（7～8 题共用题干）

某女性病人，48 岁。持续高热 3 天，每隔 4 个小时量体温值均超过 39.1 ℃，最高达 40 ℃，经检查诊断为“伤寒”。

7. 该病人的热型属于（　　）。

A. 弛张热　　B. 稽留热　　C. 间歇热　　D. 不规则热　　E. 波浪热

8. 护理该病人，正确措施为（　　）。

A. 每日测量体温 4 次　　B. 体温超过 39.2 ℃时，给予乙醇擦浴降温

C. 药物降温 1 小时后复测体温　　D. 鼓励病人多饮水多运动

E. 如病人有寒战，应注意保暖

【简答题】

请问使血压测量数值偏高的影响因素有哪些？

【病例分析】

病人陈某，男，17 岁。急性肺炎，入院后高热。查体 T 40.2 ℃，P 118 次/分，R 26 次/分，BP 120/80 mmHg，面颊潮红，皮肤灼热，呼吸深快，胸痛剧烈。

请回答：如何为该病人进行高热护理？

【判断题】

请判断以下生命体征测量操作流程是否正确，为什么？

用物准备→护士准备→病人准备→环境准备→再次核对病人→测体温→测呼吸→测脉搏→测血压→再次核对病人→整理→健康宣教→处置用物→洗手→记录（绘制体温单）

【临床调研】

调研时间________调研医院________调研科室________调研操作名称________

结合临床调研情况，谈谈你对此项操作的看法及建议。

参考答案

【名词解释】

1. 体温过高：因为各种因素造成体温调度点上移而引起的体温超过正常范围。

2. 脉搏短绌：单位时间内脉率小于心率，心律完全不规则。

【填空题】

1. 定血压计　定体位　定时间　定部位　2. 37.3～38.0 ℃　38.1～39.0 ℃　39.1～41.0 ℃　41 ℃以上

【选择题】

1～5 B A D B B　6～8 D B A

【简答题】

答：使血压测量数值偏高的影响因素有：袖带过窄；情绪激动、吸烟、进食；手臂低于心脏水平；袖带过松；放气太慢等。

【病例分析】

答：从以下方面对该病人进行高热护理：①心理护理；②密切观察体温；③降温措施；④补充营养和水分；⑤口腔护理；⑥皮肤护理；⑦安置舒适体位；⑧安全护理。

【判断题】

答：不正确，因为：①在护士准备前进行用物准备不妥当。②测量呼吸前，先测量脉搏，以免测量呼吸被病人感知。

生命体征测量正确操作流程

护士准备→病人准备→用物准备→环境准备→再次核对病人→测体温→测脉搏→测呼吸→测血压→再次核对病人→整理→健康宣教→处置用物→洗手→记录（绘制体温单）

（刘晓红）

实训24 乙醇拭浴

【名词解释】

乙醇拭浴

【填空题】

1. 对高热病人可用乙醇降温，乙醇的浓度为____________；其降温的原理是迅速蒸发，并可扩张______________________________。

2. 在进行降温操作前应在病人头部放置________，其作用是_______________防止_______________；同时在病人足底部放置______________________________，其作用是使______________________________，并减轻______________________________。

【选择题】

A1型题

1. 乙醇拭浴正确的操作方法是(　　)。

A. 擦拭时要用力搓揉，按摩局部组织
B. 胸、腹、足心延长擦拭时间
C. 病人发生寒战时应减慢速度
D. 头部放置热水袋
E. 擦拭时，以离心方向拍拭

2. 乙醇拭浴时，常用的乙醇浓度为(　　)。

A. 15%～25%　B. 25%～35%　C. 45%～55%　D. 65%～75%　E. 75%～85%

3. 乙醇拭浴时，在足部放置热水袋的目的是(　　)。

A. 防止足底冻伤
B. 预防一过性冠状动脉扩张
C. 促进足底血管扩张
D. 预防心率减慢
E. 减轻局部疼痛

4. 炎症早期采用热疗的主要目的是(　　)。

A. 降低细菌活力
B. 解除肌肉痉挛
C. 促进肌肉、肌腱和韧带等软组织松弛
D. 促进炎症渗出物的吸收
E. 溶解坏死组织

5. 乙醇拭浴时头部置冰袋的目的是(　　)。

A. 防止反射性心率减慢
B. 加速拭浴反应
C. 病人舒适
D. 防止脑部充血
E. 防止脑缺血而致头痛

6. 长时间用冷疗可使(　　)。

A. 肌肉、肌腱和韧带等组织松弛
B. 使皮肤软弱，抵抗力减低
C. 局部营养功能及细胞代谢发生障碍，直至组织坏死脱落

D. 刺激神经末梢引起反射作用而使局部血管扩张　　E. 病人体温下降过低

7. 可应用热水袋的病人是(　　)。

A. 脑外伤　　B. 高热　　C. 局部挫伤 48 h 后

D. 末梢循环不良　　E. 急腹症未确诊前

8. 可应用冰袋的病人是(　　)。

A. 脑外伤　　B. 高热　　C. 局部挫伤早期

D. 末梢循环不良　　E. 急腹症未确诊前

9. 需行乙醇拭浴的病人是(　　)。

A. 脑外伤　　B. 高热　　C. 局部挫伤早期

D. 末梢循环不良　　E. 急腹症未确诊前

10. 需局部短时间冷敷的病人是(　　)。

A. 脑外伤　　B. 高热　　C. 局部挫伤早期

D. 末梢循环不良　　E. 急腹症未确诊前

11. 胸前区禁用冷疗的目的是为了防止(　　)。

A. 冻伤　　B. 放射性心率减慢　　C. 腹泻

D. 一过性冠状动脉收缩　　E. 体温骤降

12. 枕后禁用冷疗的目的是为了防止(　　)。

A. 冻伤　　B. 放射性心率减慢　　C. 腹泻

D. 一过性冠状动脉收缩　　E. 体温骤降

13. 足底禁用冷疗的目的是为了防止(　　)。

A. 冻伤　　B. 放射性心率减慢　　C. 腹泻

D. 一过性冠状动脉收缩　　E. 体温骤降

14. 腹部禁用冷疗的目的是为了防止(　　)。

A. 冻伤　　B. 放射性心率减慢　　C. 腹泻

D. 一过性冠状动脉收缩　　E. 体温骤降

A2 型题

15. 某女性病人，56 岁。因支气管炎住院，体温 38.7 ℃，脉搏 102 次/分，呼吸 22 次/分。可采用的最佳降温方式是(　　)。

A. 冰袋额部冷敷　　B. 冰袋头部冷敷　　C. 乙醇拭浴

D. 温水拭浴　　E. 冷湿敷

16. 某女性病人，38 岁。扁桃体摘除术后，体温 37.5 ℃，脉搏 102 次/分，呼吸 20 次/分。应放置冰囊于(　　)。

A. 前额　　B. 腋下　　C. 腹股沟　　D. 颈前颌下　　E. 头顶

17. 李某，打球致踝关节扭伤 1 小时后的正确处理方法是(　　)。

A. 热水袋热敷　　B. 冷敷　　C. 用手揉搓

D. 小夹板固定　　E. 烤灯照射

A3/A4 型题

（18～22 题共用题干）

某男性病人，30 岁。高热待查，体温 39.8 ℃，遵医嘱行乙醇拭浴降温。

18. 乙醇拭浴降温的机制是（　　）。

A. 辐射散热　B. 传导散热　C. 蒸发散热　D. 对流散热　E. 渗透散热

19. 常用的乙醇浓度为（　　）。

A. 10%～20%　B. 25%～35%　C. 40%～50%

D. 60%～70%　E. 70%～80%

20. 下列乙醇拭浴的操作方法中错误的是（　　）。

A. 头部先放冰袋，足部放热水袋　B. 拭浴结束后撤去脚底冰袋

C. 腋窝、腹股沟适当延长擦拭时间　D. 禁忌擦拭胸前区、腹部和足底等部位

E. 病人发生寒战、面色苍白时应减慢速度

21. 乙醇拭浴后观察降温效果，为病人测量体温应在拭浴后（　　）。

A. 10 min　B. 15 min　C. 20 min　D. 30 min　E. 60 min

22. 体温降至何种程度应取下头部冰袋（　　）。

A. 37.5 ℃以下　B. 38 ℃以下　C. 38.5 ℃以下

D. 39 ℃以下　E. 39.5 ℃以下

【判断题】

请判断以下乙醇拭浴的操作流程是否正确，为什么？

用物准备→护士准备→病人准备→环境准备→再次核对病人→安置体位→脱衣→放置冰袋、热水袋→擦拭背部→擦拭上肢→擦拭下肢→撤热水袋→整理→观察→致谢→处置用物→记录→洗手→测量体温

参考答案

【名词解释】

乙醇拭浴：乙醇是一种挥发性液体，拭浴时在皮肤上迅速蒸发，吸收并带走机体大量的热，刺激皮肤血管扩张，散热效果加强。

【填空题】

1. 25%～35%　血管帮助散热

2. 冰袋　帮助降温　头部充血致头痛　热水袋　病人舒适　头部充血

【选择题】

1～5 E B C D D　6～10 C D A B C　11～15 B A D C E　16～20 D B C B E　21～22 D D

【判断题】

答：不正确。因为：①在护士准备前进行用物准备不妥当。②先擦拭背、腰部不妥，应先擦拭上肢再擦拭背、腰部。③先记录不妥，应先洗手后记录。

乙醇拭浴正确操作流程

护士准备→病人准备→用物准备→环境准备→再次核对病人→安置体位→放置冰袋、热水袋→脱衣→擦拭上肢→擦拭背部→擦拭下肢→撤热水袋→整理→观察→致谢→处置用物→洗手→记录→测量体温→记录

（赵安兰）

实训25 鼻 饲 法

【名词解释】

鼻饲法

【填空题】

食管的三个狭窄处是________、________、________。

【选择题】

A1 型题

1. 禁忌使用鼻饲法的病人是(　　)。
   A. 破伤风　B. 食管下段静脉曲张　C. 口腔手术
   D. 人工冬眠　E. 昏迷
2. 鼻饲时,插入胃管的长度为病人的(　　)。
   A. 眉心到剑突的长度　B. 鼻尖到剑突的长度　C. 口到剑突的长度
   D. 耳垂到剑突的长度　E. 前额正中发际到剑突的长度
3. 在插鼻饲管过程中,病人出现呛咳、发绀,应立即采取的措施是(　　)。
   A. 检查胃管是否盘曲在口中　B. 嘱病人做吞咽动作
   C. 托起病人头部插管　D. 用注射器抽吸胃液
   E. 拔出胃管使病人休息片刻后重新插管
4. 护士在插鼻饲管的护理操作中不正确的是(　　)。
   A. 液状石蜡油润滑胃管前端　B. 操作时护士手法应轻快
   C. 手持镊子夹住胃管从一侧鼻孔缓缓插入　D. 插至咽喉部时嘱病人做吞咽动作
   E. 如病人出现恶心应立即拔出胃管
5. 成人插鼻饲管的深度为(　　)。
   A. 20～30 cm　B. 30～35 cm　C. 35～40 cm　D. 45～55 cm　E. 55～65 cm
6. 护理长期鼻饲的病人不正确的操作是(　　)。
   A. 长期鼻饲者应每日进行口腔护理　B. 服用药片时,应将药片碾碎溶解后再灌入
   C. 应隔周于晚间末次喂食后拔管　D. 拔管时夹紧胃管末端快速拔出
   E. 每次鼻饲灌入量不超过 200 ml,间隔不少于 2 h
7. 护士为病人鼻饲灌食后,再注入少量温开水的目的是(　　)。
   A. 使病人温暖舒适　B. 为了准确记录入量

C. 防止病人呕吐　　D. 冲净胃管，避免食物在胃管积存变质

E. 防止胃液反流

A3/A4 型题

（8～14 题共用题干）

张三，男性，40 岁。车祸致颅脑外伤入院，神志不清，意识昏迷。查体：体温 38.9 ℃，脉搏 110 次/分，呼吸 22 次/分，血压 150/90 mmHg，需长期鼻饲维持病人的营养。

8. 护士进行鼻饲操作，当胃管插到 15 cm 时，应该（　　）。

A. 使病人的头后仰　　B. 嘱病人做吞咽动作

C. 将病人头部托起，使下颌靠近胸骨柄　　D. 置病人平卧位，头偏向护士一侧

E. 加快插管的动作，使鼻饲管顺利插入

9. 上述做法的目的是（　　）。

A. 避免损伤食管黏膜　　B. 减轻病人痛苦

C. 避免恶心呕吐　　D. 加大咽喉部通道的弧度

E. 使喉部肌肉收缩，便于插入

10. 护士为张三插入胃管后，检查胃管是否在胃内，检查时的错误方法是（　　）。

A. 注入少量空气，同时听胃部的气过水声　　B. 抽吸出胃液

C. 注入少量温开水，同时听胃部的气过水声

D. 胃管末端放入水杯内水中，无气泡逸出

E. 抽出液体用石蕊试纸测试，呈红色

11. 每次经胃管灌入的流质饮食的量不应超过（　　）。

A. 200 ml　　B. 250 ml　　C. 300 ml　　D. 350 ml　　E. 400 ml

12. 鼻饲间隔时间是（　　）。

A. 30 min　　B. 60 min　　C. 90 min　　D. 120 min　　E. 150 min

13. 胃管更换时间是（　　）。

A. 每日一次　　B. 每日二次　　C. 每月一次　　D. 每周一次　　E. 每周二次

14. 每次经胃管灌入流质饮食的温度是（　　）。

A. 36～37 ℃　　B. 35～37 ℃　　C. 36.5～37.5 ℃

D. 38～40 ℃　　E. 41～42 ℃

【简答题】

试述鼻饲法的适应证和注意事项。

【病例分析】

王师傅，30 岁，因颅脑外伤致昏迷，需要鼻饲饮食。在为该病人插胃管时应特别注意什么？用什么方法证实胃管在胃内？

【判断题】

请判断以下鼻饲法（不包括拔管过程）操作流程是否正确，为什么？

病人准备→护士准备→用物准备→环境准备→核对病人→安置病人体位→鼻腔准备→放弯盘→戴手套→润滑鼻饲管→测量鼻饲管→再次核对→插入鼻饲管→确认鼻饲管位置→脱手套→固定→灌注饮食→管端处理→观察→再次核对→健康教育→致谢→处置用物→洗手→记录

【临床调研】

调研时间________调研医院________调研科室________调研操作名称________

结合临床调研情况，谈谈你对此项操作的看法及建议。

参 考 答 案

【名词解释】

鼻饲法：是将导管经鼻腔插入胃内，从管内注入流质食物、营养液、水分和药物的方法。

【填空题】

环状软骨水平处　平气管分叉处　食管通过膈肌处

【选择题】

1～5 B E E E D　6～10 C D C D C　11～14 A D D D

【简答题】

答:(1)鼻饲法适应证:①不能由口进食者,如昏迷、人工冬眠、口腔疾患等病人。②破伤风等不能张口的病人,精神病等拒绝进食的病人。③早产儿,病情危重者。

(2)鼻饲法注意事项:①插管前,应进行有效的护患沟通,解释鼻饲的目的及配合方法,争取病人的理解和合作。②操作动作应轻稳,以防损伤鼻腔和食管黏膜。③插管过程中应密切观察病人的反应,并做相应处理。④喂食前应确定胃管是否在胃内。⑤每次鼻饲量不超过 200 ml,间隔时间不少于 2 h。鼻饲者需用药物时,应将药片碾碎,溶解后再灌入。⑥及时准确地记录插管时间、病人反应及鼻饲时间、次数和鼻饲量。⑦长期鼻饲者应每天进行口腔护理,每周更换胃管一次(晚间末次喂食后拔出,次日晨从另一侧鼻孔插入)。

【病例分析】

答:(1)昏迷病人意识丧失,吞咽和咳嗽反射减少或消失,不能配合,为提高插管的成功率,在插管前应去枕,将该病人头向后仰。当胃管插至 15 cm 处时,左手将病人头托起,使下颌靠近胸骨柄,以增大咽喉部通道的弧度,便于管端沿咽后壁滑行,插入预定长度。

(2)证实胃管在胃内有三种方法:①用注射器抽出胃液。②将胃管末端放入杯内水中,无气泡逸出。③置听诊器于胃部,用注射器从胃管注入 10 ml 空气,能听到气过水声。

【判断题】

答:不正确。因为:①应该首先进行护士准备。②安置病人体位后应戴手套,再鼻腔准备。③先测量鼻饲管的长度,再润滑导管。④操作结束后应帮助病人整理床单位。

鼻饲法(不包括拔管过程)正确操作流程

护士准备→病人准备→用物准备→环境准备→核对病人→安置病人体位→放弯盘→戴手套→鼻腔准备→测量鼻饲管→润滑鼻饲管→再次核对→插入鼻饲管→确认鼻饲管位置→脱手套→固定→灌注饮食→管端处理→观察→再次核对→整理→健康教育→致谢→处置用物→洗手→记录

(钱　玲)

实训 26　协助病人进食、进水

【填空题】

1. 影响机体饮食和营养的生理因素有________、________、________、________、________。

2. 护士给病人喂食时要注意每次的________、________、________要适宜，以便咀嚼和吞咽。

【选择题】

A1 型题

1. 关于病人进食前的护理，下列说法错误的是(　　)。
   A. 饭前半小时开窗通风，整理病室，移去便器
   B. 暂停非紧急治疗、检查及护理操作　　C. 病情许可时可协助病人下床进食
   D. 饭前协助病人洗手、漱口等　　E. 病人家属带来的食物可放心食用

2. 下列不属于基本饮食的是(　　)。
   A. 普通饮食　B. 软质饮食　C. 低盐饮食　D. 半流质饮食　E. 流质饮食

A3/A4 型题

(3～4 题共用题干)

某女性病人，68 岁，右眼失明多年。今天上午病人左眼在局麻下行白内障手术，双眼包扎，晚餐时间护士小王协助她进食。

3. 下列操作不当的是(　　)。
   A. 病人去枕平卧，头偏向一侧
   B. 按需给予便盆，用后即撤去
   C. 协助病人坐起或半卧位
   D. 病人如焦虑应及时给予心理疏导，以去除不良情绪影响
   E. 餐巾围于病人颌下

4. 病人进食过程中出现恶心、呕吐，小王处理不正确的是(　　)。
   A. 病人暂停进食，及时给予帮助
   B. 嘱咐病人深呼吸，可减少每次喂食的量
   C. 开窗通风换气，以免不良气味影响其他病人
   D. 不愿继续进食者，可保存剩下食物，待症状消失后再满足病人进食要求
   E. 护士应注意观察呕吐物性质、量和气味并做好记录

【简答题】

护士给予病人喂食时，应注意哪些情况？

【病例分析】

某男性病人，45 岁。因胆囊炎、胆囊结石行胆囊摘除术后 3 天，胃肠功能恢复。病人亲属认为手术让病人“元气大伤”，要求每餐食用从家里带来的食物，作为责任护士该如何对此病人的饮食进行护理？

【判断题】

请判断下列协助病人进食、进水操作流程是否正确，为什么？

护士准备→用物准备→病人准备→安置体位→摆放饭菜→协助进食、进水→整理→健康教育→致谢→处置用物→洗手→记录

参考答案

【填空题】

1. 年龄　身高　体重　活动量　特殊生理阶段　2. 量　速度　温度

【选择题】

1～4 E C A B

【简答题】

答：不能自行进食的病人，护士应给予喂食。喂食时应根据病人的进食习惯、进食的次序与方法等耐心地喂食，每一口喂食的量、温度、速度适宜，以便咀嚼和吞咽。饭和菜、固体和液体食物要轮流喂食。双目失明或双眼被遮盖的病人，除应遵守上述喂食要求外，还应在喂食前告知食物的名称以增加兴趣，促进消化液的分泌。

【病例分析】

答:护士对于自备饮食的病人一定要查看是否符合医嘱饮食的要求,对病人及家属进行解释与指导,说明进食此类饮食的意义,介绍医院饮食的管理方法与要求,以取得病人的配合,保证饮食计划顺利执行。对于该病人,要特别告知家属,虽然病人的胃肠功能已初步恢复,但仍然不可像正常人一样饮食,要从流质饮食、半流质饮食、软质饮食慢慢过渡到普通饮食,饮食宜易消化、无刺激性、多维生素的食物,每餐不宜吃得太饱。

【判断题】

答:不正确。因为:①护士准备之前一定要进行环境的准备,为病人提供一个舒适的进食环境,如饭前开窗通风、移去便器,如同室有危重病人应以屏风遮挡,进食前暂停非紧急治疗、检查和护理操作。②在喂饭过程中要注意观察病人的反应。

协助病人进食、进水正确操作流程

护士准备→用物准备→病人准备→环境准备→安置体位→摆放饭菜→协助进食、进水→观察→整理→健康教育→致谢→处置用物→洗手→记录

（胡雪芬）

实训 27　大量不保留灌肠

【名词解释】

1. 灌肠法

2. 便秘

【填空题】

1. 伤寒病人按医嘱灌肠降温，灌肠液应选择________________，量________，液面距肛门的距离________，保留时间________。

2. ________、________、________、________病人禁忌大量不保留灌肠。

3. 果酱样便见于________、________，米泔水样便见于________、________，陶土色样便提示________。

4. 降温时灌肠液的温度是__________，中暑时灌肠液的温度是______。

5. 降温灌肠液体保留时间______，排便后______测量体温并记录。

6. “1、2、3”溶液分别是____________、____________、____________。

【选择题】

A1 型题

1. 护理腹泻病人时，护理措施正确的是(　　)。
   A. 任何原因引起的腹泻，均需服用抗生素
   B. 卧床休息，减少体力消耗
   C. 嘱病人少饮水，减少胃肠蠕动
   D. 立即给予止泻药，防止水电解质紊乱
   E. 及时隔离病人

2. 肛管排气操作不妥的是(　　)。
   A. 肛管插入 15～18 cm
   B. 与肛管连接的橡胶管插入盛水瓶中
   C. 帮助病人更换体位
   D. 在病人腹部做自右向左的环形按摩
   E. 保留肛管 1 h

3. 清洁灌肠的目的是(　　)。
   A. 用于治疗肠道内感染
   B. 为直肠手术前做准备
   C. 镇静、催眠
   D. 为高热病人降温
   E. 解除肠胀气

4. 下列哪种说法是错误的？(　　)。

A. 成人每天排便1～3次
B. 婴幼儿每天排便3～5次
C. 正常成人每天排便量100～300 g
D. 正常人的粪便是成形软便
E. 正常成人的粪便是黄色或金黄色的

5. 保留灌肠时下列哪种说法是正确的？(　　)。

A. 肛管要细且插入要浅
B. 以晚上睡眠前灌肠为宜
C. 慢性细菌性痢疾病人灌肠时取右侧卧位
D. 灌肠时病人臀部抬高5 cm
E. 阿米巴痢疾病人灌肠时取左侧卧位

6. 肝昏迷病人灌肠禁忌使用(　　)。

A. 0.1%～0.2%肥皂液
B. 生理盐水
C. "1、2、3"溶液
D. 油剂
E. 10%水合氯醛

7. 充血性心力衰竭病人灌肠禁忌使用(　　)。

A. 0.1%～0.2%肥皂液
B. 生理盐水
C. "1、2、3"溶液
D. 油剂
E. 10%水合氯醛

8. 上消化道出血病人，粪便可呈(　　)。

A. 鲜血便
B. 果酱样便
C. 柏油样便
D. 陶土样便
E. 暗红色便

9. 下消化道出血病人，粪便可呈(　　)。

A. 鲜血便
B. 果酱样便
C. 柏油样便
D. 陶土样便
E. 暗红色便

10. 痔疮或肛裂病人，粪便可呈(　　)。

A. 鲜血便
B. 果酱样便
C. 柏油样便
D. 陶土样便
E. 暗红色便

A2 型题

11. 某男性病人，64岁。肝昏迷前期，表现为躁动、意识不清。此时灌肠忌用(　　)。

A. 0.1%肥皂液
B. 生理盐水
C. "1、2、3"溶液
D. 油剂
E. 液体石蜡

12. 某男性病人，56岁。因阿米巴痢疾需做保留灌肠。置右侧卧位的目的是(　　)。

A. 便于护士操作
B. 病人感觉舒适
C. 促进灌肠液排出
D. 减轻不良反应
E. 提高治疗效果

A3/A4 型题

(13～16题共用题干)

某男性病人，63岁。因急性心肌梗死入院。护理体检：神清，心率110次/分，律齐，心电图提示急性广泛性前壁缺血。

13. 这是病人首次急性心肌梗死发作，由于对此毫无思想准备，他容易产生的情绪是(　　)。

A. 恐惧
B. 焦虑
C. 抑郁
D. 沮丧
E. 悲观

14. 在此急性期，最好给病人安置(　　)。

A. 平卧位　B. 半坐卧位　C. 俯卧位　D. 头低足高位　E. 头高足低位

15. 入院第 3 天，病人因为数天没有排过粪便，显得焦躁不安。此时病人首要的护理问题是(　　)。

A. 焦虑　B. 自理能力缺陷　C. 潜在心脏破裂

D. 便秘　E. 舒适改变

16. 护士应给予的措施是(　　)。

A. 为病人提供心理护理　B. 提供替代性生活护理

C. 帮助病人在避免用力的情况下排出粪便　D. 为病人灌肠

E. 人工取便

【简答题】

1. 请从灌肠目的、灌肠液(种类、量、温度)、体位、液面距肛门的距离、插管深度、保留时间几个方面列表比较大量不保留灌肠、小量不保留灌肠、保留灌肠的异同点。

2. 灌肠时灌肠筒内液面下降过慢或停止时是什么原因？筒内液面下降过快时病人会出现哪些异常？护士应如何处理？

【病例分析】

某病人主诉腹痛腹胀、排便次数减少、排便困难、食欲不佳。触诊腹部硬实紧张，可摸到腹部包块。请问：病人出现了哪种异常？护士应采取哪些护理措施？

【判断题】

请判断以下大量不保留灌肠操作流程是否正确，为什么？

护士准备→病人准备→用物准备→核对病人→安置体位→放橡胶单和弯盘→挂筒→连接肛管→再次核对→插管→固定肛管→灌入液体，嘱病人深呼吸→观察病人→拔管→再次核对→整理→处置用物→协助排便→观察病人及排便情况→洗手→记录

【临床调研】

调研时间________调研医院________调研科室________调研操作名称________

结合临床调研情况，谈谈你对此项操作的看法及建议。

参考答案

【名词解释】

1.灌肠法：是将一定量的液体由肛门经过直肠灌入结肠，以帮助病人清洁肠道、排便、排气，或由肠道供给药物，达到缓解症状、协助和治疗疾病为目的的方法。

2.便秘：正常的排便形态改变，排便次数减少，排出过干过硬的粪便，且排便困难。

【填空题】

1.0.1%～0.2%肥皂水　≤500 ml　≤30 cm　5～10 min　2.妊娠　急腹症　消化道出血　严重心血管疾病　3.肠套叠　阿米巴痢疾　霍乱　副霍乱　胆管梗阻　4.28～32 ℃　4 ℃　5.30 min　30 min　6.50%硫酸镁 30 ml　甘油 60 ml　温开水 90 ml

【选择题】

1～5 BEBEB　6～10 ABCEA　11～15 AEAAD　16 C

【简答题】

1. 答：

比较项目＼灌肠种类		大量不保留灌肠	小量不保留灌肠	保留灌肠
目的		解除便秘；术前、检查、分娩准备；降温；解毒	解除便秘和肠胀气	镇静、催眠；治疗肠道感染
灌肠溶液	名称及浓度	0.1%～0.2%肥皂水；0.9%氯化钠溶液	“1、2、3”溶液；油剂（甘油、液体石蜡加等量的水）	10%水合氯醛；2%黄连素；0.5%～1%新霉素
	量	500～1 000 ml	＜200 ml	＜200 ml
	温度	39～41℃；28～32 ℃；4 ℃	38 ℃	38 ℃
操作不同点	卧位	左侧卧位，双膝屈曲	左侧卧位，双膝屈曲	慢性细菌性痢疾，左侧卧位；阿米巴痢疾，右侧卧位
	挂筒高度	40～60 cm	＜30 cm	＜30 cm
	插管深度	7～10 cm	7～10 cm	15～20 cm
	保留时间	5～10 min	10～20 min	＞1 h
	其他	先排尿		先排便，臀部垫高，拔管前注入温开水 5～10 ml

2. 答：灌肠时灌肠筒内液面下降过慢或停止时，多由于肛管前端孔道被堵塞，可移动肛管或挤捏肛管；液面下降过快时，病人常感觉腹胀或有便意，可嘱其张口深呼吸以放松腹部肌肉，并降低灌肠筒的高度以减慢流速或暂停片刻；若病人出现脉速、面色苍白、出冷汗、剧烈腹痛、心慌气促，应立即停止灌肠，联系医生，给予处理。

【病例分析】

答：该病人出现了便秘，其护理措施为：帮助病人重建正常的排便习惯；合理安排膳食，多摄取蔬菜、水果、粗粮等粗纤维食物；鼓励病人适当运动；提供适当的排便环境，保护病人的隐私，提供充裕的排便时间；采取适宜的排便姿势；腹部自右向左环形按摩；遵医嘱口服缓泻药物；使用简易通便剂。以上方法无效时遵医嘱给予灌肠。

【判断题】

1. 不正确，因为：①缺少环境准备。②插管前要先润滑肛管前端并排气。③观察病人的同时也要观察液面下降的情况。④拔管后要向病人交代保留时间。

大量不保留灌肠正确操作流程

护士准备→病人准备→用物准备→环境准备→核对病人→安置体位→放橡胶单和弯盘→挂筒→连接肛管→润管→排气→再次核对→插管→固定肛管→灌入液体，嘱病人深呼吸→观察病人及液面下降情况→拔管→再次核对→整理→交代保留时间→处置用物→协助排便→观察病人及排便情况→洗手→记录

（李　兰）

实训28　导尿术(女病人)

【名词解释】

导尿术

【选择题】

A1 型题

1. 导尿时留取中段尿作培养主要用来检查尿中有无(　　)。
   A. 蛋白　B. 细菌　C. 糖　D. 红细胞　E. 酮体
2. 正常尿比重为(　　)。
   A. 1.001～1.002　B. 1.015～1.025　C. 1.022～1.030
   D. 1.030～1.035　E. 1.040～1.060
3. 尿潴留病人首次导尿时，放出尿量不应超过(　　)。
   A. 500 ml　B. 800 ml　C. 1 000 ml　D. 1 500 ml　E. 2 000 ml
4. 男性导尿时，提起阴茎使之与腹壁成60°的目的是(　　)。
   A. 使耻骨前弯扩大　B. 使耻骨下弯扩大
   C. 使耻骨前弯消失　D. 使耻骨下弯消失
   E. 使尿道口充分显露
5. 为女病人导尿初步消毒尿道口及小阴唇的顺序为(　　)。
   A. 自上而下，由内向外　B. 自上而下，由外向内
   C. 自下而上，由内向外　D. 自下而上，由外向内
   E. 尿道口外螺旋式消毒2次

A2 型题

6. 某孕妇，28岁，今晨在腰麻下行剖宫产手术。术前护士为孕妇插导尿管的目的是(　　)。
   A. 保护肾脏　B. 便于手术　C. 避免术中伤及膀胱
   D. 避免术中出现尿失禁　E. 避免术中出现尿潴留
7. 护理留置导尿的病人，以下护理措施不当的是(　　)。
   A. 集尿袋两天更换一次　B. 嘱病人多饮水　C. 每周更换尿管一次
   D. 记录每次倾倒的尿量　E. 集尿袋位置应低于耻骨联合
8. 对留置导尿管病人的护理中，下列哪项与预防泌尿系统结石和感染无关？(　　)。
   A. 鼓励病人经常更换卧位　B. 作间歇性夹管　C. 鼓励病人多饮水

D. 防止尿液逆流　　E. 保持尿道口清洁，定时作膀胱冲洗

A3/A4 型题

（9～12 题共用题干）

某女性病人，45 岁。行子宫全切除术，术后 12 h 仍未排尿，病人烦躁不安。主诉：下腹部胀痛，有尿意，但排尿困难。检查：耻骨上膨隆，可扪及一囊样包块。叩诊音呈实音，有压痛。

9. 不妥的处理措施是（　　）。

A. 热敷病人下腹部　　B. 给病人听流水声　　C. 温水冲洗会阴
D. 调节适当体位　　E. 口服利尿药

10. 嘱病人勿移动肢体，保持体位的时间是（　　）。

A. 打开导尿包内层包布后　　B. 戴无菌手套后
C. 倒消毒液于小药杯内后　　D. 第二次消毒外阴后
E. 排列用物顺序后

11. 导尿时，第二次消毒需擦拭两遍的部位是（　　）。

A. 阴道口　　B. 大阴唇　　C. 尿道口　　D. 小阴唇　　E. 阴阜

12. 导尿时，下列操作步骤中哪项是错误的？（　　）。

A. 严格无菌操作　　B. 插管时动作要轻
C. 病人取屈膝仰卧位　　D. 导尿管插入 4～6 cm
E. 如导尿管误入阴道，应立即拔出重新插入尿道

（13～14 题共用题干）

某男性病人，34 岁。因外伤瘫痪导致尿失禁，拟进行留置导尿管。

13. 导尿时病人采用的体位是（　　）。

A. 左侧卧位　　B. 去枕仰卧位　　C. 膝胸卧位
D. 仰卧屈膝位　　E. 头高足底位

14. 在留置导尿过程中，出现尿色黄、浑浊、沉淀，护理时应注意（　　）。

A. 经常清洗尿道口　　B. 观察尿量并记录　　C. 进行膀胱冲洗
D. 促进膀胱功能恢复　　E. 及时更换导尿管

【简答题】

留置导尿病人应如何预防泌尿系统的感染？

【判断题】

请判断以下留置导尿术操作流程是否正确，为什么？

护士准备→病人准备→用物准备→环境准备→核对病人→安置体位→初步消毒(由内向外，自下而上消毒)→洗手→戴手套→打开导尿包→取药杯，倒消毒液，倒无菌生理盐水→放留置导尿物品→铺洞巾→连接留置导尿物品→润管→再次消毒→再次核对→插管→放尿，必要时留尿标本→固定导尿管，接集尿袋，固定集尿袋(高于膀胱的位置)→整理→健康宣教→致谢→处置用物→洗手→记录

【临床调研】

调研时间________调研医院________调研科室________调研操作名称________

结合临床调研情况，谈谈你对此项操作的看法及建议。

参考答案

【名词解释】

导尿术：是在严格无菌操作下，用导尿管经尿道插入膀胱引流尿液的方法。

【选择题】

1～5 BBCCB　6～10 CABEA　11～14 CEDC

【简答题】

答：从以下几方面预防留置导尿病人泌尿系统感染：

(1)留置导尿术过程中，要严格执行无菌操作技术。

(2)插管时动作要轻柔，避免损伤尿道黏膜。

(3)保持尿道口清洁。女性病人用消毒液棉球擦拭外阴及尿道口，男性病人用消毒液棉球擦拭尿道口、龟头及包皮，每天1～2次。

(4)每日定时更换集尿袋，及时排空集尿袋，并记录尿量。

(5)每周更换导尿管一次，硅胶导尿管可酌情延长更换时间。

(6)在病情允许的情况下，鼓励病人多饮水以增加尿量，达到自然冲洗尿道的目的。

(7)保持引流管通畅。注意病人的主诉并观察尿液情况，如有异常应及时处理。

【判断题】

答：不正确，因为：①初步消毒顺序应是由外向内，自上而下。②戴无菌手套过早。③留置导尿术插管前应检查气囊。④应保持集尿袋低于膀胱的位置。

留置导尿正确操作流程

护士准备→病人准备→用物准备→环境准备→核对病人→安置体位→初步消毒(由外向内，自上而下消毒)→打开导尿包→取药杯，倒消毒液，倒无菌生理盐水→放留置导尿物品→戴手套→铺洞巾→检查气囊，连接留置导尿物品→润管→再次消毒→再次核对→插管→放尿，必要时留尿标本→固定导尿管，接集尿袋，固定集尿袋(低于膀胱的位置)→整理→健康宣教→致谢→处置用物→洗手→记录

(黄丽君)

实训 29 口服给药法

【选择题】

A1 型题

1.“三查七对”中不包括(　　)。

A. 药物的名称　B. 药物的剂量　C. 药物的使用方法　D. 药物的浓度　E. 药物的化学成分

2. 指导病人饭前服用的药物是(　　)。

A. 胃蛋白酶合剂　B. 维生素 C　C. 溴化铵　D. 氨茶碱　E. 颠茄合剂

3. 服用强心甙时,护士应重点观察(　　)。

A. 体温　B. 心率　C. 有无皮疹　D. 胃肠道反应　E. 有无成瘾

4. 取药液方法,下述哪项不妥?(　　)。

A. 取水剂前将药液摇匀　B. 药液不足 1 ml 用滴管吸取　C. 倒药液时药瓶标签向上　D. 两种药液可同置一药杯中　E. 油剂药液应倒入盛少量冷开水杯中

5. 正确指导病人服用止咳糖浆的方法是(　　)。

A. 饭前服,服后少饮水　B. 饭后服,服后多饮水　C. 睡前服,服后少饮水　D. 在其他药后服用,服后不饮水　E. 咳嗽即服,服后多饮水

6. 指导病人服药,不正确的方法是(　　)。

A. 含铁剂的药液用饮水管吸取　B. 服磺胺类药物后多饮水　C. 助消化药在饭前服　D. 服酸类药物后要漱口　E. 索米痛片宜饭后服

7. 发药时,不正确的操作是(　　)。

A. 严格执行查对制度　B. 发药前收集病人的有关资料　C. 特殊检查者提前发药　D. 按药物的性能正确指导病人服药　E. 随时观察服药效果及不良反应

8. 服用止咳糖浆最妥当的是(　　)。

A. 服药后大量饮水　B. 服药后不宜饮水　C. 饭前服用　D. 饭后服用　E. 服用前应测脉律和脉率

9. 服用磺胺类和发汗药最妥当的是(　　)。

A. 服药后大量饮水　B. 服药后不宜饮水　C. 饭前服用　D. 饭后服用　E. 服用前应测脉律和脉率

10. 强心甙类药物应（　　）。

A. 服药后大量饮水　B. 服药后不宜饮水　C. 饭前服用
D. 饭后服用　E. 服用前应测脉律和脉率

11. 服用健胃药最妥当的是（　　）。

A. 服药后大量饮水　B. 服药后不宜饮水　C. 饭前服用
D. 饭后服用　E. 服用前应测脉律和脉率

12. 服用助消化药和对胃黏膜有刺激性的药最妥当的是（　　）。

A. 服药后大量饮水　B. 服药后不宜饮水　C. 饭前服用
D. 饭后服用　E. 服用前应测脉律和脉率

13. qod 的意思为（　　）。

A. 每日一次　B. 隔日一次　C. 临睡前　D. 每晚一次　E. 需要时（长期）

14. qd 的意思为（　　）。

A. 每日一次　B. 隔日一次　C. 临睡前　D. 每晚一次　E. 需要时（长期）

15. prn 的意思为（　　）。

A. 每日一次　B. 隔日一次　C. 临睡前　D. 每晚一次　E. 需要时（长期）

16. hs 的意思为（　　）。

A. 每日一次　B. 隔日一次　C. 临睡前　D. 每晚一次　E. 需要时（长期）

17. qn 的意思为（　　）。

A. 每日一次　B. 隔日一次　C. 临睡前　D. 每晚一次　E. 需要时（长期）

18. 易被氧化的药物是（　　）。

A. 苯巴比妥钠　B. 氨茶碱　C. 酵母片　D. 青霉素　E. 硫酸亚铁

19. 在药物治疗原则中不必要求做到非常准确的是（　　）。

A. 给药时间　B. 给药地点　C. 给药途径　D. 给药剂量　E. 给药浓度

20. 药物保管原则，下列哪项不正确？（　　）。

A. 药柜应放在光线明亮处　B. 药柜要透光并保持清洁
C. 各种药物分类放置　D. 毒麻药加锁保管
E. 药瓶上应有明显标签

21. 对药物疗效影响不大的是（　　）。

A. 药物名称　B. 药物剂型　C. 用药时间　D. 心理因素　E. 疾病状态

22. 药瓶标签应使用蓝色边的药物是（　　）。

A. 乳酸菌素片　B. 乙醇　C. 洗必泰　D. 碘酊　E. 乙醚

A2 型题

23. 王女士，66 岁，患慢性心功能不全。医嘱予：地高辛 0.25 mg po qd。护士发药前应首先（　　）。

A. 了解心理反应　B. 测脉率（心率）及脉律（心律）　C. 观察意识状态
D. 测量血压　E. 检查瞳孔

24. 冯先生，60 岁，胃癌术后病人。因手术伤口疼痛影响睡眠，医嘱予：安定 50mg hs。护士的发药时间应为（　　）。

A. 早上 8 点　B. 晚上 8 点　C. 临睡前　D. 饭前　E. 必要时

【简答题】

1. 试述安全给药的原则？

2. 何谓三查七对一注意？

3. 如何使用量杯准确地量取液体药？

【病例分析】

某病人，男，大学退休教师，65 岁，耳聋。两年前因脑中风致使右侧肢体瘫痪，现因咳嗽，咳痰，气喘，胸闷一周入院。体检：RBC：2×10^{12}/L，WBC：16×10^{9}/L，Hg：90g/L，R：24 次/分，T：38.7 ℃，BP：100/60 mmHg。医嘱予：止咳糖浆 20 ml Tid，硫酸亚铁（铁剂）10 ml Tid，氨茶碱 0.1 g Tid，左旋氧氟沙星 0.5 g Tid，必嗽平 0.8 mg Tid。如何指导病人安全有效地使用药物？

【判断题】

请判断以下口服给药法操作流程是否正确，为什么？

用物准备→护士准备→药物准备（先备液体药，然后备固体药）→环境准备→病人准备→安置体位→核对病人和药物→解释→发药→观察服药情况→整理→健康教育→致谢→处

置用物→洗手→记录

【临床调研】

调研时间________调研医院________调研科室________调研操作名称________

结合临床调研情况，谈谈你对此项操作的看法及建议。

参考答案

【选择题】

1～5 E A B D D　6～10 C C B A E　11～15 C D B A E　16～20 C D B B B

21～24 A A B C

【简答题】

1. 答：安全给药的原则如下：

(1)根据医嘱给药，熟练运用外文缩写和中文译意。

(2)严格执行“三查七对”制度。

(3)正确给药：首先做到“五准确”，即准确的时间、准确的药物剂量、准确的药物浓度、准确的途径和准确的病人，同时防止药液污染或药效降低。其次与病人进行有效的沟通，应用熟练的技术，减轻病人痛苦，并指导病人有关用药的知识。

(4)观察疗效与不良反应，做好记录。

2. 答：(1)三查：操作前、操作中、操作后查对(查七对的内容)。

(2)七对：对床号、姓名、药名、剂量、浓度、方法和时间。

(3)一注意：注意观察用药后的疗效和不良反应。

3. 答：使用量杯准确地量取液体药的方法为：倒取液体药物前先要摇匀药物，一手拇指置于所需刻度处，另一手持药瓶(标签对向掌心)，将药液倒至量杯所指刻度。倒溶液时注意使量杯所需刻度与视线平，液体最低液面与刻度平，倒毕擦净瓶口，盖好后放回原处。

【病例分析】

答：评估病例后，护士应该通过书面文字及肢体语言与病人沟通，合理解释服药的目的及注意事项。因病人右侧肢体瘫痪，所以应给予喂药，先给予固体口服药，然后协助病人使用吸管服用铁剂，服铁剂后漱口，最后服用止咳糖浆。

【判断题】

答:不正确。因为:①在护士准备前进行用物准备不妥当。②先备液体药再备固体药不妥当。③服药后还应该再次核对。

口服给药法正确操作流程

护士准备→药物准备(先备固体药,后备液体药)→用物准备→环境准备→病人准备→安置体位→核对病人和药物→解释→发药→观察服药情况→核对病人和药物→整理→健康教育→致谢→处置用物→洗手→记录

(辛丽丽)

实训30 青霉素皮试液配制法

【填空题】

1. 青霉素标准皮试液的浓度为____________。

2. 青霉素过敏试验结果________禁止使用青霉素，并在________、________、________、________、________、________上醒目地注明，同时报告________，并告知________。

【选择题】

A1 型题

1. 判断青霉素皮试结果的依据，以下不正确的是（　　）。
   A. 出现红晕硬结，直径大于1.5 cm，红晕超过4 cm
   B. 周围出现伪足　　C. 局部皮丘隆起
   D. 病人主诉发痒、胸闷等症状　　E. 严重时会出现过敏性休克

2. 抢救青霉素过敏性休克病人时，首选的药物为（　　）。
   A. 异丙嗪　　B. 盐酸肾上腺素　　C. 氢化可的松
   D. 异丙肾上腺素　　E. 去甲肾上腺素

3. 对接受青霉素治疗的病人，如果停药（　　）以上，必须重新做过敏实验。
   A. 1天　　B. 2天　　C. 3天　　D. 4天　　E. 5天

A3/A4 型题

（4～6题共用题干）

某男性病人，38岁。因呼吸道感染伴咳嗽、发热到医院就诊。医嘱给予青霉素80万U肌肉注射，每日2次。

4. 护士首先为病人做青霉素皮试，执行操作时错误的是（　　）。
   A. 皮试前询问用药史和过敏史　　B. 用注射用水稀释皮试液
   C. 皮试液现配现用　　D. 备好盐酸肾上腺素
   E. 在前臂掌侧下端做皮试

5. 青霉素皮试液0.1 ml含青霉素（　　）。
   A. 10 U　　B. 20 U　　C. 60 U　　D. 100 U　　E. 200 U

6. 皮试后5 min，病人出现胸闷、气急伴濒危感，面色苍白、出冷汗，病人可能发生（　　）。
   A. 血清病型反应　　B. 呼吸道过敏反应　　C. 青霉素毒性反应
   D. 皮肤过敏反应　　E. 青霉素过敏性休克

(7～9 题共用题干)

赵女士，52 岁，因患宫颈癌需行宫颈切除术。

7. 术前准备做青霉素皮试时，错误的是(　　)。

A. 如青霉素过敏需做皮试　　B. 停止青霉素超过 3 天重做皮试

C. 青霉素试验应现配现用　　D. 青霉素更换批号需重做皮试

E. 皮试前准备急救药物

8. 做皮试 2 min 后，赵女士面色苍白、冷汗、发绀，脉搏 120 次/分，血压 70/45 mmHg，四肢麻木，烦躁不安，护士应立即给病人注射(　　)。

A. 盐酸异丙嗪　　B. 苯丙肾上腺素　　C. 异丙肾上腺素

D. 盐酸肾上腺素　　E. 去甲肾上腺素

9. 病人出现上述表现的原因考虑是(　　)。

A. 过敏体质　　B. 抵抗力差　　C. 药液污染　　D. 毒性反应　　E. 剂量过大

【简答题】

1. 现有青霉素 80 万 U 一支，需配制 400 U/ml 的皮试液，请列出主要配制步骤。

2. 简述青霉素过敏反应的预防措施。

【病例分析】

病人李某，女，28 岁，医嘱予以使用青霉素。首次注射 5 min 后突感胸闷、气急，同时出现面色苍白，出冷汗，脉搏为 110 次/分，血压 80/50 mmHg。请问：

1. 该病人发生了什么现象？

2. 该如何进行处理？

【判断题】

请判断以下青霉素皮试液配制操作流程是否正确，为什么？

护士准备→用物准备→环境准备→核对医嘱、注射卡→检查药物、注射器→消毒→配制原液→1 ml注射器取原液0.1 ml，加0.9%氯化钠至1 ml→推去0.9 ml，再加0.9%氯化钠至1 ml→推去0.9 ml，再加0.9%氯化钠至1 ml→推去0.9 ml→再次核对→整理→健康宣教→致谢→处置用物→洗手→记录

【临床调研】

调研时间________调研医院________调研科室________调研操作名称________

结合临床调研情况，谈谈你对此项操作的看法及建议。

参考答案

【填空题】

1. 200～500 U/ml　2. 阳性　医嘱单　体温单　床头卡　门诊卡　病例卡　注射卡　医生　病人及家属

【选择题】

1～9 A B C B B E A D A

【简答题】

1. 答：青霉素皮试液主要配制步骤如下：

(1)抽取2 ml 0.9%氯化钠注入80万单位的青霉素粉剂中，充分混匀。

(2)用1 ml的注射器吸取出0.1 ml的混匀液(原液)，加0.9%氯化钠至1 ml，充分混匀，推去0.9 ml。

(3)再抽取0.9%氯化钠至1 ml，充分混匀，推掉0.9 ml。

(4)再抽取0.9%氯化钠1 ml即可。

此时，配制好的青霉素溶液含400 U/ml，皮试时推入0.1 ml，为40 U。

2. 答：青霉素过敏反应的预防措施有以下几条：

(1)用药前详细询问用药史、过敏史和家族史，对有药物过敏史者禁做过敏试验。对已接受青霉素治疗的病人，停药3天后再用此药时，或使用过程中更换药物批号时，须重新做过敏试验。

(2)配制试验液或稀释青霉素的0.9%氯化钠应专用。青霉素水溶液极不稳定，放置后除引起效价降低外，还可分解产生各种致敏物质，因此使用青霉素应现用现配。

(3)正确实施过敏试验，准确判断试验结果。严密观察病人反应，并备好急救药品，如盐酸肾上腺素等。

(4)首次注射青霉素者需观察30 min，使用青霉素的治疗过程中严密观察。

【病例分析】

答：该病人发生了青霉素过敏性休克。抢救措施为：

(1)就地抢救。立即停药，使病人平卧，注意保暖，报告医生。

(2)立即皮下注射0.1%盐酸肾上腺素0.5～1 ml，病儿酌减。如症状不缓解，可每隔30 min皮下或静脉注射0.5 ml，直至脱离危险期。

(3)纠正缺氧，改善呼吸。给予氧气吸入，当呼吸受抑制时，应立即进行口对口呼吸，并肌肉注射尼可刹米或洛贝林等呼吸兴奋剂。喉头水肿影响呼吸时，应立即准备气管插管或配合施行气管切开术。

(4)如病人发生心搏骤停，应立即行胸外心脏按压。

(5)根据医嘱用药。①抗过敏：根据医嘱立即给予地塞米松5～10 mg静脉注射或用氢化可的松200 mg加5%或10%葡萄糖液500 ml静脉滴注。②改善微循环：静脉滴注葡萄糖液或平衡液扩充血容量，并立即给予升压药物，如多巴胺、间羟胺等。③纠正酸中毒：应用抗组胺药物。

(6)加强病情观察和基础护理。密切观察病人体温、脉搏、呼吸、血压、尿量及其他临床变化。对病情动态做好护理记录。病人未脱离危险期，不宜搬动。

【判断题】

答：不正确，因为：①未检查注射器。②用1 ml注射器前应先再次核对药、注射卡。③最后一次推去0.9 ml是不对的，“抽三推两”后即得标准皮试液。

青霉素皮试液配制正确操作流程

护士准备→用物准备→环境准备→核对医嘱、注射卡→检查药物→消毒→配制原液→再次核对→消毒→1 ml注射器取原液0.1 ml，加0.9%氯化钠至1 ml→推去0.9 ml，再加0.9%氯化钠至1 ml→推去0.9 ml，再加0.9%氯化钠至1 ml→再次核对→整理→健康宣教→致谢→处置用物→洗手→记录

（黄丽君）

实训31～34 皮内、皮下、肌肉、静脉注射法

【填空题】

1.“三查七对”，三查指________、________、________，七对指________、________、________、________、________、________、________。

2.臀大肌注射联线法是取________和________连线的外1/3处为注射部位。

3.臀大肌注射十字法是从________顶点向左或右做一条水平线，从________做一条垂直线，将臀部分为四个象限，________避开内角为注射部位。

4.同时注射几种药物时，应先注射刺激性________的药物，然后再注射刺激性________的药物。

5.注射给药时要做到“两快一慢伴匀速”，即________快、________快，推药慢，推药速度要均匀。

6.对需长期静脉注射者，为保护血管，应有计划地选择静脉，其原则是________，________。

【选择题】

A1型题

1.臀大肌注射时病人侧卧的正确姿势是(　　)。

A.下腿伸直，上腿稍弯曲　B.两腿弯曲　C.上腿伸直，下腿稍弯曲

D.双膝向腹部弯曲　E.两腿伸直

2.为病人做皮内试验，最重要的准备工作是(　　)。

A.环境要清洁、宽阔　B.询问病人有无过敏史

C.备好70%酒精及无菌棉签　D.选择合适的注射部位　E.药量要准确

3.下列注射进针的角度错误的是(　　)。

A.皮内注射：成5°角　B.静脉注射：成40°角

C.皮下注射：成30°～40°角　D.股静脉注射：成45°角

E.肌肉注射：成90°角

4.上臂肌肉注射的部位是(　　)。

A.三角肌下缘2～3横指　B.上臂外侧肩峰下2～3横指

C.三角肌上缘2～3横指　D.肱二头肌下缘

E.上臂内侧肩峰下2～3横指

5.以下不是静脉注射操作的是(　　)。

A.止血带扎在穿刺点上方6 cm处　B.进针前左手固定皮肤，右手持针穿刺

C.见回血，立即松拳，松止血带，松调节器　D.固定针头，缓慢注药

E. 拔针时，用干棉签按压

6. 关于静脉注射，以下哪项描述是错误的？（　　）。

A. 长期给药，应由近心端到远心端选择血管
B. 根据病情，掌握注药的速度
C. 防止刺激性强的药液溢出血管外
D. 不可在静脉瓣处进针
E. 不要在一个部位反复穿刺

7. 皮内注射与其他注射法在操作中的共同点是（　　）。

A. 不用碘酒消毒皮肤
B. 注药前不抽回血
C. 拔针后不用干棉签按压
D. 无菌原则
E. 针头斜面进入皮内

8. 肌肉注射时，为使臀部肌肉松弛，应采用的姿势为（　　）。

A. 仰卧位，下腿伸直，上腿稍弯曲
B. 俯卧位，足尖相对，足跟分开
C. 俯卧位，足尖分开，足跟相对
D. 坐位，腰背前倾
E. 两腿均弯曲

9. 对长期进行肌肉注射的病人，护士在注射前要特别注意（　　）。

A. 评估病人局部组织状态
B. 针柄不可全部刺入
C. 询问病人有无过敏史
D. 认真消毒病人局部皮肤
E. 病人体位的舒适

10. 护士在静脉注射中发现病人局部肿胀、疼痛，抽有回血，其原因可能是（　　）。

A. 针头穿透血管壁
B. 针头斜面一半在血管外
C. 针刺入过深，药物注在组织间隙
D. 针头斜面紧贴血管壁
E. 针头阻塞

A2 型题

11. 护士在为病人静脉注射 25%葡萄糖溶液中，病人自述疼痛，推注时稍有阻力，推注部位局部水肿，抽无回血，此情况应考虑是（　　）。

A. 针头滑出血管外
B. 针头部分阻塞
C. 针头斜面紧贴血管壁
D. 静脉痉挛
E. 针尖斜面一部分穿透下面血管壁

12. 某男性病人，54 岁。因外伤大量失血，拟选择股静脉加压输液，穿刺的部位在（　　）。

A. 股动脉外侧 0.5 cm
B. 股动脉内侧 0.5 cm
C. 股神经内侧 0.5 cm
D. 股神经外侧 0.5 cm
E. 股神经和股动脉之间

【简答题】

1. 简述注射原则。

2. 给药原则有哪些？

3. 如何做到无痛注射？

4. 常见静脉注射失败的原因有哪些？

【判断题】

请判断以下操作流程是否正确，为什么？

1. 肌肉注射操作流程

护士准备→病人准备→环境准备→用物准备(抽吸药液)→选择注射部位→核对病人、药物→安置体位→定位→消毒注射部位→再次核对病人、药物→排气→进针→回抽→推药→拔针→观察→整理→健康宣教→致谢→处置用物→记录→洗手

2. 静脉注射操作流程

用物准备→护士准备→病人准备→环境准备→核对病人、药物→安置体位→选择静脉→扎止血带、握拳→定位→松止血带、松拳→消毒注射部位→扎止血带→再次核对→排气→进针→推药(核对)→推药→三松一固定→观察→再次核对→拔针→整理→健康宣教→致谢→洗手→记录→处置用物

【临床调研】

调研时间________调研医院________调研科室________调研操作名称________

结合临床调研情况，谈谈你对此项操作的看法及建议。

参考答案

【填空题】

1. 操作前　操作中　操作后　床号　姓名　药名　浓度　剂量　用法　时间　2. 髂前上棘　尾骨　3. 臀裂　髂嵴最高点　外上象限　4. 弱　强　5. 进针　拔针　6. 由小到大　由远心端到近心端

【选择题】

1～5 C B B B C　6～10 A D B A B　11～12 A B

【简答题】

1. 答：注射原则如下：

(1)严格执行查对制度。

(2)严格遵守无菌操作原则。

(3)选择合适的注射器和针头。

(4)选择合适的注射部位。

(5)现配现用注射药液。

(6)注射前排尽空气。

(7)掌握合适的进针角度和深度。

(8)注射前检查回血。

(9)减轻病人疼痛的注射技术。

(10)严格执行消毒隔离制度。

2.答:给药原则如下:

(1)按医嘱给药。

(2)严格执行查对制度。

(3)及时用药,做到五个准确。

(4)加强用药后的观察记录。

3.答:从以下几方面做到无痛注射:

(1)做好解释与安慰工作,消除病人的不安和恐惧心理。

(2)指导并协助病人采取适当的体位与姿势,以利于肌肉放松。

(3)等到消毒皮肤的消毒液充分干燥后注射。

(4)做到"两快一慢",即注射进针、拔针快,推注药液慢。

(5)需要同时注射几种药物时,先注射刺激性较弱的药物,然后注射刺激性较强的药物。

(6)注射刺激性较强的药物时,宜选用相对较长的针头,而且进针要较深。

4.答:常见静脉注射失败的原因如下:

(1)针头刺入静脉过浅,或因松解止血带时针头滑出血管,抽吸未见回血,病人局部皮肤隆起并有痛感。

(2)针头刺入较深,针尖穿破对侧血管壁,抽吸无回血。

(3)针头未完全刺入静脉,针尖部分斜面在血管外,抽吸虽有回血,但推注时药液溢至皮下,局部隆起并有痛感。

(4)针头刺入较深,针尖斜面一半穿破对侧血管壁,可抽吸到回血,如仅推注入少量药液时局部可无隆起,但病人有痛感。

【判断题】

1.答:不正确,因为:①选择注射部位前应先核对。②拔针后还应该再次核对。③洗手后再进行记录。

肌肉注射正确操作流程

护士准备→病人准备→环境准备→用物准备(抽吸药液)→核对病人、药物→选择注射部位→安置体位→定位→消毒注射部位→再次核对病人、药物→排气→进针→回抽→推药→拔针→观察→再次核对病人、药物→整理→健康宣教→致谢→处置用物→洗手→记录

2.答:不正确,因为:①用物准备(抽吸药液)应在护士准备之后。②三松一固定应在推药之前。③拔针后再次核对。④处置用物在洗手、记录之前。

静脉注射正确操作流程

护士准备→病人准备→环境准备→用物准备(抽吸药液)→核对病人、药物→安置体位→选择静脉→扎止血带、握拳→定位→松止血带、松拳→消毒注射部位→扎止血带→再次核对→排气→进针→推药(核对)→三松一固定→推药→观察→拔针→再次核对→整理→健康宣教→致谢→处置用物→洗手→记录

(余小丽)

实训 35～36　周围静脉及静脉留置针输液法(密闭式)

【名词解释】

1. 静脉输液

2. 输液微粒

3. 输液微粒污染

【填空题】

1. 静脉输液操作首先应根据医嘱准备药物，并检查药液是否________，瓶盖有无________，瓶身有无________，对光检查药液有无________、________和絮状物等。

2. 静脉输液排气时，应反折并提高至茂菲氏滴管下端的输液管，使溶液流至滴管的________满再放下。

3. 静脉穿刺时针头斜面朝________，针头与皮肤成________角刺入静脉，见回血后将针头再________送入静脉少许。

4. 根据________、年龄和________调节输液速度，一般成人________滴/分，儿童________滴/分，对年老体弱、________、________者及输注________时速度宜慢，对严重脱水、________和________者输液速度适当加快。

5. 常见的输液反应有________、________、________和________。

6. 输液时溶液不滴可能是因为________、________、________、________、________。

7. 留置针穿刺见回血后，顺静脉走向将穿刺针推进________，固定留置针后撤出针芯________后，将外套管送入静脉，再全部撤出________。

8. 静脉留置针常用封管液有两种：________和________。

9. 留置针一般可以保留________至________天，不超过________天。

10. 静脉留置针的并发症可能为：________和________。

【选择题】

A1 型题

1. 下列哪种溶液具有降低血液黏稠度，改善微循环的作用？(　　)。
A. 低分子右旋糖酐　B. 0.9%氯化钠　C. 50%葡萄糖
D. 复方氯化钠　E. 浓缩白蛋白
2. 下列哪种液体属于胶体溶液？(　　)。
A. 中分子右旋糖酐　B. 10%葡萄糖　C. 5%碳酸氢钠
D. 20%甘露醇　E. 复方氯化钠
3. 静脉输液的目的以下哪项不正确？(　　)。
A. 补充营养，供给热能　B. 补充水分及电解质
C. 输入药物，治疗疾病　D. 改善循环，维持血压
E. 紧急用药，抢救生命
4. 静脉输液时血管选择与以下哪一项无关？(　　)。
A. 药物的性质　B. 药物的作用　C. 输液量的多少
D. 输液时间的长短　E. 病人的血管状况
5. 关于静脉输液注意事项，以下哪项不正确？(　　)。
A. 输液前必须排尽输液管和针头内的空气　B. 根据病情安排输液顺序
C. 注意药物的配伍禁忌　D. 输液过程中加强巡视
E. 需连续输液者，每 2 天更换 1 次输液器
6. 静脉输液中发热反应的常见原因是(　　)。
A. 输液量过多　B. 输液速度过快　C. 输液时间过长
D. 输入致热原　E. 输入药物浓度高、刺激性强
7. 颈外静脉输液后，需用肝素封管，肝素的用量为(　　)。
A. 1～3 ml　B. 2～5 ml　C. 5～10 ml　D. 10～12 ml　E. 12～15 ml
8. 与长期输入高浓度、刺激性强的药液有关的是(　　)。
A. 潜在并发症：肺水肿　B. 潜在并发症：静脉炎
C. 潜在并发症：发热反应　D. 潜在并发症：出血倾向
E. 潜在并发症：空气栓塞
9. 与输液器消毒灭菌不严格或被污染有关的是(　　)。
A. 潜在并发症：肺水肿　B. 潜在并发症：静脉炎
C. 潜在并发症：发热反应　D. 潜在并发症：出血倾向
E. 潜在并发症：空气栓塞
10. 与加压输液、输血时无人守护有关的是(　　)。
A. 潜在并发症：肺水肿　B. 潜在并发症：静脉炎
C. 潜在并发症：发热反应　D. 潜在并发症：出血倾向
E. 潜在并发症：空气栓塞
11. 与输液速度过快、短时间内输液量过多有关的是(　　)。
A. 潜在并发症：肺水肿　B. 潜在并发症：静脉炎

C. 潜在并发症：发热反应　　D. 潜在并发症：出血倾向

E. 潜在并发症：空气栓塞

A2 型题

12. 某男性病人，65 岁。因心绞痛住院。遵医嘱给予硝酸甘油 5 mg 加入 5%葡萄糖溶液100 ml静脉滴注，输液速度应为(　　)。

A. 1～5 滴/分　　B. 10～20 滴/分　　C. 40～60 滴/分

D. 80～100 滴/分　　E. 100～120 滴/分

13. 某男性病人，62 岁。近日慢支急性发作入院治疗后病情缓解。今日输液 1 h 后，突然感到胸闷、胸痛、呼吸困难，口唇严重发绀，心前区听诊闻及响亮持续的"水泡声"。考虑该病人可能为(　　)。

A. 哮喘发作　　B. 循环负荷过重　　C. 输液浓度过高

D. 静脉空气栓塞　　E. 对药物过敏

14. 某女性病人，35 岁。上午 8 时 30 分开始静脉输液 1 000 ml，滴速为 50 滴/分，输液器滴系数为 15，估计何时输完？(　　)。

A. 10:00　　B. 11:20　　C. 12:30　　D. 13:30　　E. 15:00

15. 某女性病人，35 岁。下午静脉输液时发生大量空气进入输液管，出现胸闷、气促、呼吸困难，经抢救无效死亡，造成病人死亡的主要原因可能是空气阻塞了(　　)。

A. 上腔静脉入口　　B. 下腔静脉入口　　C. 肺动脉入口

D. 肺静脉入口　　E. 主动脉入口

A3/ A4 型题

(16～18 题共用题干)

某女性病人，47 岁。2 h 前因跌伤发生左侧股骨颈骨折紧急入院。意识模糊，T 36.0 ℃，P 115 次/分，R 26 次/分，BP 90/60 mmHg，立即采取手法复位和内固定手术治疗，同时静脉输液。

16. 应选用下列何种溶液？(　　)。

A. 5%～10%葡萄糖溶液　　B. 50%葡萄糖溶液　　C. 5%葡萄糖氯化钠

D. 5%碳酸氢钠　　E. 右旋糖酐注射液

17. 护士在输液过程中需添加溶液及药液时，以下哪项不符合要求？(　　)。

A. 倒溶液进溶液瓶要紧贴输液瓶口，以免液体外溢

B. 往输液瓶内加安瓿药时，应将药液吸入注射器内

C. 往输液瓶内加药时，一定要取下注射器的针头

D. 往输液瓶内加药时注射器的针头应距输液瓶口约 1 cm 处注入

E. 加完药液后，需轻轻摇动输液瓶，使药液混匀

18. 输液过程中，发现溶液不滴，护士在处理中以下哪项不妥？(　　)。

A. 压力过低，可抬高输液瓶位置　　B. 静脉痉挛，可适当变换肢体位置

C. 针头斜面紧贴血管壁，可调整针头位置　　D. 针头阻塞，应更换针头重新穿刺

E. 针头滑出血管外，另选血管重新穿刺

(19～23 题共用题干)

某男性病人，68 岁。因肺炎球菌肺炎住院治疗。一次静脉输液过程中病人擅自将滴速调节至 80 滴/分，30 min 后突然出现胸闷，呼吸困难，剧烈咳嗽，咳粉红色泡沫痰，听诊两肺闻及湿啰音，心率 110 次/分。护士立即给予其 20%～30%乙醇湿化吸氧。

19. 根据病人的临床表现，护士考虑其可能为哪种输液反应？(　　)。

A. 过敏反应　B. 发热反应　C. 肺气肿　D. 肺水肿　E. 空气栓塞

20. 为缓解症状，护士应协助其采取的体位是(　　)。

A. 平卧位　B. 中凹卧位　C. 半卧位　D. 端坐位　E. 头高足低位

21. 护士应首先采取的措施是(　　)。

A. 通知医生　B. 停止输液

C. 给予强心和利尿剂　D. 高流量吸氧　E. 四肢轮流结扎

22. 对该病人正确的氧疗方法是(　　)。

A. 持续低流量吸氧，1～2 ml/min　B. 中等流量吸氧，2～4 ml/min

C. 高流量吸氧，6～8 ml/min　D. 高浓度面罩吸氧

E. 20%～30%乙醇湿化高流量吸氧，6～8 ml/min

23. 乙醇湿化吸氧的目的是为了(　　)。

A. 降低肺泡表面张力　B. 增加肺泡表面张力

C. 降低肺泡内泡沫表面张力　D. 增加肺泡内泡沫表面张力

E. 降低肺泡张力

【简答题】

1. 输液过程中出现溶液滴速减慢，病人穿刺部位局部肿胀，且有疼痛感，回抽无回血。请分析可能出现哪种输液故障？护士该如何处理？

2. 更换药液时发现输液管内有空气，护士该如何处理？

3. 茂菲氏滴管内液面过高，护士该如何处理？

4. 病人输液过程中发生空气栓塞的原因、临床表现及护理措施要点有哪些？

5. 输液的适应证是什么？

【病例分析】

1. 张先生，42 岁，饮酒后大量呕血急诊入院。初步诊断："胃溃疡，失血性休克"。护理体检：BP 70/50 mmHg，HR120 次/分，脉搏细弱，面色苍白，出冷汗，表情淡漠。护士遵医嘱立即协助病人取仰卧中凹位，鼻导管吸氧，并给予中分子右旋糖酐 500 ml 快速静脉滴注。当输液 15 min 后，病人开始出现发冷、寒战，继而发热，T38.4 ℃。请问：

(1)该病人输入中分子右旋糖酐的目的是什么？

(2)使用的输液器滴系数为 15，要求在 30 min 内输完液体，那么该病人的滴速应为多少？

(3)输液过程中该病人可能发生了什么情况？是什么原因引起的？

(4)护士应采取哪些护理措施？

【判断题】

请判断以下操作流程是否正确，为什么？

1. 周围静脉输液穿刺操作流程

护士准备→病人准备→填卡、备药 →核对检查(药物、注射器)→抽吸药液→再次核对药液→加药→插输液器→套网套→环境准备→排气→核对病人、药物→安置体位→选择注射部位→扎止血带、握拳→定位→松止血带、松拳→调整输液架→备胶布→消毒皮肤→扎止血带→进针→调节滴速→三松一固定→观察→撤出用物→再次核对→整理→健康教育→致谢→处置用物→洗手→记录

2.静脉留置针穿刺操作流程

护士准备→病人准备→检查留置针、敷贴→另取一条胶布上写上病人姓名、操作日期、时间→准备肝素帽→环境准备→核对病人→排气→安置体位→选择注射部位→扎止血带、握拳→定位→松止血带、松拳→调整输液架→备胶布→消毒皮肤→扎止血带→再次核对→打开留置针、敷贴→取出留置针→再次排气→去除针套→嘱病人握拳→进针→见回血→送入外套管→三松一固定→抽出针芯→覆透明敷贴→调节滴速→观察→撤出用物→再次核对→整理→健康教育→致谢→处置用物→洗手→记录

【临床调研】

调研时间________调研医院________调研科室________调研操作名称________

结合临床调研情况,谈谈你对此项操作的看法及建议。

参考答案

【名词解释】

1.静脉输液:是利用大气压和液体静压形成的输液系统内压高于人体静脉压的原理,将大量无菌溶液或药液直接输入静脉的技术。

2.输液微粒:是指输入液体中的非代谢性颗粒杂质,其直径一般为1～15 μm,少数可达50～300 μm。

3.输液微粒污染:是指在输液过程中,将输液微粒带入人体,对人体造成严重危害的过程。

【填空题】

1.过期　松动　裂缝　沉淀　浑浊　2.1/3～1/2　3.上　15°～30°　平行　4.病情　药物性质　40～60　20～40　婴幼儿　心肺功能不良　刺激性较强的药物　血容量不足　心肺功能良好　5.发热反应　急性肺水肿　静脉炎　空气栓塞　6.针头滑出血管外　针头斜面紧贴血管壁　针头阻塞　压力过低　静脉痉挛　7.0.2 cm　0.5 cm　针芯　8.0.9%氯化钠溶液　肝素稀释液　9.3　5　7　10.导管堵塞　液体渗漏

【选择题】

1～5 A A E B E　6～10 D B B C E　11～15 A B D D C　16～20 E A B D D　21～23 B E C

【简答题】

1.答:该病人输液过程中可能由于针头滑出血管外,液体注入皮下组织。护士应拔出针头,另选血管重新穿刺。

2.答:更换药液时发现输液管内有空气,护士应该关闭调节器,轻弹调节器上端输液管,将空气弹至茂菲氏滴管内。

3.答:茂菲氏滴管内液面过高,护士应该作如下处理:

(1)滴管侧面有调节孔时,可夹住滴管上端的输液管,打开调节孔待滴管内液体降至莫菲氏滴管的1/3～1/2,再关闭调节孔,松开滴管上端的输液管即可。

(2)滴管侧壁无调节孔时,可将输液瓶取下,倾斜输液瓶,再使瓶内的针头露出液面,滴管内液体缓缓流下直至莫菲氏滴管的1/3～1/2,再将输液瓶挂回输液架上继续点滴。

4.答:病人输液过程中发生空气栓塞的原因、临床表现及护理措施要点如下:

(1)原因:由于输液管内空气未排尽,导管连接不紧、有缝隙,或加压输液、输血时无人看守,液体输完未及时拔针或更换药液等,使空气进入静脉。

(2)临床表现:病人有突发性胸闷、胸骨后疼痛、眩晕、血压低,随即呼吸困难、严重紫绀,病人有濒死感。听诊心前区有杂音。心电图有心肌缺氧、急性肺心病的改变。

(3)护理措施:立刻协助病人取左侧卧位,使气体浮向右心室尖部,避免阻塞肺动脉口,随着心脏不断跳动,将空气混成泡沫,分次小量进入肺动脉内,以免发生阻塞。

5.答:输液的适应证是:①大出血、休克、严重烧伤的病人。②剧烈恶心、呕吐、腹泻的病人。③不能经口进食的病人、吞咽困难及胃肠吸收障碍的病人。④严重感染、水肿等病人。

【病例分析】

答:(1)该病人输入中分子右旋糖酐的目的是为了提高血浆胶体渗透压,扩充血容量。

(2)使用的输液器滴系数为15,要求在30 min内输完液体,那么该病人的滴速应为:

每分钟滴数＝液体总量(ml)×滴系数 / 输液时间(min)＝500×15/30＝250

因此,该病人的输液滴速应该为250滴/分。

(3)输液过程中病人可能出现了发热反应。发热反应多与输液器具清洁灭菌不彻底或被污染、有效期已过、输入的溶液或药物制剂不纯、消毒灭菌保存不良、输液过程中未能严格遵守无菌操作原则等因素有关。

(4)护士应立即停止输液,及时通知医生,同时注意观察体温变化;给予物理降温;遵医嘱给予抗过敏药物或激素治疗;做好记录,保留剩余药液和输液器进行检测,查找引起发热的原因。

【判断题】

1.答:不正确。因为:①应在加药之前套网套。②应在核对病人、药物后再排气。③穿刺进针前应再次核对及排气。④"三松一固定"后再调节滴速。

周围静脉输液穿刺正确操作流程

护士准备→病人准备→填卡、备药→核对检查(药物、注射器)→抽吸药液→再次核对药液→加药→贴输液贴→套网套→插输液器→环境准备→核对病人、药物→排气→安置体位→选择注射部位→扎止血带、握拳→定位→松止血带、松拳→调整输液架→备胶布→消毒皮肤→扎止血带→再次核对→再次排气→进针→三松一固定→调节滴速→观察→撤出用物→再次核对→整理→健康教育→致谢→处置用物→洗手→记录

2.答:不正确。因为:①应在首次排气之后,选择注射部位之前,检查并打开留置针和敷贴。②取下留置针针套后,肝素帽与输液头皮针连接。③应在抽出针芯后"三松一固定"。④覆透明贴膜后用写有时间、日期的胶布固定肝素帽。

静脉留置针穿刺正确操作流程

护士准备→病人准备→检查留置针、敷贴→另取一条胶布上写上病人姓名、操作日期、时间→准备肝素帽→环境准备→核对病人→排气→安置体位→打开留置针、敷贴→选择注射部位→扎止血带、握拳→定位→松止血带、松拳→调整输液架→备胶布→消毒皮肤→扎止血带→再次核对→取出留置针,肝素帽与输液头皮针连接→再次排气→去除针套→嘱病人握拳→进针→见回血→送入外套管→抽出针芯→三松一固定→覆透明敷贴→用写有时间、日期的胶布固定肝素帽→调节滴速→观察→撤出用物→再次核对→整理→健康教育→致谢→处置用物→洗手→记录

(黄弋冰)

实训37　间接输血法

【名词解释】

1. 输血

2. 溶血反应

【填空题】

1. 最严重的输血反应是________。
2. 溶血反应最典型的症状是________。
3. 常见的输血反应是__________、__________、__________、__________、________。
4. 大量输血后反应的症状有 __________、__________、______________。

【选择题】

A1 型题

1. 输血前准备工作中错误的一项是(　　)。
   A. 需做血型鉴定和交叉配血试验　　B. 需由两人进行"三查八对"
   C. 血液取出后应加温后输入,以防止病人不适　　D. 血液从血库取出后勿剧烈震荡
   E. 输血前先静脉滴入生理盐水
2. 输血目的不包括(　　)。
   A. 纠正贫血　　B. 增加清蛋白　　C. 供给血小板和各种凝血因子
   D. 补充水和电解质,维持酸碱平衡　　E. 增加血容量
3. 以下关于输血的叙述,错误的是(　　)。
   A. 输血前需两人核对无误方可输入　　B. 在血中可加药物防止过敏反应的发生
   C. 如血浆变红、界限不清不能使用　　D. 每次只能为一位病人采血标本配血
   E. 两袋血之间需输入少量生理盐水
4. 导致输血发热反应的因素不包括(　　)。
   A. 血液保养液被致热原污染　　B. 多次输血,受血者产生白细胞和血小板抗体
   C. 输血用具被污染　　D. 输血前红细胞已破坏
   E. 违反无菌操作原则,造成污染
5. 防止输血引起溶血反应,不正确的措施是(　　)。

A. 做好交叉配血试验　B. 输血前认真查对　C. 做好血型鉴定
D. 严格执行血液保存原则　E. 输血前给抗过敏药物

6. 输入异型血多少毫升即可发生溶血反应？(　　)。
A. 10 ml　B. 20 ml　C. 30 ml　D. 40 ml　E. 50 ml

7. 输血引起溶血反应的主要表现是(　　)。
A. 寒战、高热　B. 四肢麻木、腰背部剧烈疼痛、血红蛋白尿
C. 手足抽搐　D. 咳粉红色泡沫痰　E. 荨麻疹、哮喘

8. 输血过程中发生溶血反应时，护士应首先(　　)。
A. 通知医生，安慰病人　B. 停止输血，保留余血　C. 碱化尿液
D. 密切观察生命体征　E. 双侧腰部封闭

9. 输血时出现发热反应，不正确的护理措施是(　　)。
A. 密切观察病情　B. 高热时行物理降温　C. 畏寒时注意保暖
D. 必要时按医嘱给予抗过敏药物　E. 加快输血速度

10. 预防病人大量输血后出现手足抽搐、血压下降、出血倾向，应加用的药物是(　　)。
A. 10%氯化钾　B. 5%碳酸氢钠　C. 11.2%乳酸钠
D. 10%葡萄糖酸钙　E. 异丙基肾上腺素

11. 输血引起过敏反应的表现是(　　)。
A. 寒战、发热　B. 手足抽搐
C. 皮肤瘙痒、荨麻疹、眼睑和口唇水肿
D. 四肢麻木、腰背痛　E. 咳粉红色泡沫痰

12. 预防输血过敏反应，不正确的措施是(　　)。
A. 勿选用有过敏史的献血员　B. 献血前 8 h 不宜进高蛋白质和高脂肪食物
C. 献血员宜用清淡饮食　D. 献血员宜用糖水
E. 有过敏史的病人输血前给予抗过敏药物

13. 以下不属于输血传播的疾病是(　　)。
A. 乙型肝炎　B. 梅毒　C. 疟疾　D. 艾滋病　E. 肺结核

14. 输血前红细胞已被破坏，引起溶血的因素不包括(　　)。
A. 血液被剧烈震荡　B. 血液受到细菌污染　C. 输入异型血
D. 血液保存温度过高　E. 血液内加入了高渗或低渗溶液

15. 自体输血适用于(　　)。
A. 贫血　B. 脾破裂　C. 粒细胞减少合并严重感染
D. 血小板减少或功能障碍性出血　E. 血友病

16. 洗涤红细胞适用于(　　)。
A. 贫血　B. 脾破裂　C. 粒细胞减少合并严重感染
D. 血小板减少或功能障碍性出血　E. 血友病

17. 血小板浓缩悬液适用于(　　)。
A. 贫血　B. 脾破裂　C. 粒细胞减少合并严重感染
D. 血小板减少或功能障碍性出血　E. 血友病

18. 白细胞浓缩悬液适用于(　　)。

A. 贫血　　B. 脾破裂　　C. 粒细胞减少合并严重感染
D. 血小板减少或功能障碍性出血　　E. 血友病

19. 凝血制剂适用于(　　)。

A. 贫血　　B. 脾破裂　　C. 粒细胞减少合并严重感染
D. 血小板减少或功能障碍性出血　　E. 血友病

A2 型题

20. 李先生，26 岁。因车祸导致肝破裂急诊入院。病人面色苍白、四肢厥冷，血压 65/40 mmHg，脉搏 150 次/分，急需大量输血。输血过程中错误的护理措施是(　　)。

A. 严格查对制度　　B. 输血开始 15 min 内，速度宜慢
C. 输入两袋以上血液时，两袋血之间需输入少量生理盐水
D. 输入血液内不得随意加入药液　　E. 输血完毕不需再输入生理盐水

21. 郭女士，34 岁。因车祸致右股骨干骨折急诊入院，因病人失血较多，遵医嘱输血。在输血过程中，病人出现手足抽搐、血压下降、出血倾向。此病人可能出现的情况是(　　)。

A. 过敏反应　　B. 溶血反应　　C. 发热反应　　D. 休克　　E. 枸橼酸钠中毒反应

A3 型题

(22～26 题共用题干)

刘先生，40 岁。胃溃疡史多年，因饮食不当发生上消化道出血入院。血压 80/50 mmHg，脉率 110 次/分，脉搏细弱，表情淡漠，尿少。遵医嘱输血 400 ml。

22. 该病人进行输血的目的是(　　)。

A. 补充血容量，提高血压　　B. 增加血红蛋白
C. 供给各种凝血因子　　D. 增加清蛋白　　E. 增加抵抗力

23. 应选用哪种血液制品？(　　)。

A. 全血　　B. 血浆　　C. 洗涤红细胞
D. 血清蛋白　　E. 浓缩血小板悬液

24. 病人输血过程中，血液滴入速度较慢，检查病人肢体冰冷，此时护士应(　　)。

A. 更换针头重新穿刺　　B. 另选血管重新穿刺
C. 提高输液瓶位置　　D. 热敷注射部位
E. 调整针头位置或适当变换肢体位置

25. 在输血即将结束时，病人出现皮肤瘙痒、眼睑水肿、呼吸困难。该病人可能发生的情况是(　　)。

A. 发热反应　　B. 过敏反应　　C. 溶血反应
D. 肺水肿　　E. 枸橼酸钠中毒反应

26. 输血时病人出现皮肤瘙痒、眼睑水肿、呼吸困难等症状，护士采取的护理措施，错误的一项是(　　)。

A. 轻者减慢输血速度，重者立即停止输血　　B. 碱化尿液　　C. 保留余血送检
D. 给予吸氧　　E. 皮下注射 0.1%盐酸肾上腺素 0.5～1 ml

（27～28 题共用题干）

左女士，40 岁。因急性再生障碍性贫血入院治疗。实验室检查：RBC 2.0×10^{12}/L，Hb 6.0 g/L，WBC 2.9×10^{9}/L，血小板 50×10^{9}/L。

27. 该病人最适宜静脉输注（　　）。

A. 新鲜血　　B. 新鲜冰冻血浆　　C. 5%清蛋白液

D. 浓缩白细胞悬液　　E. 库血

28. 输血前准备工作中，错误的一项是（　　）。

A. 需做血型鉴定和交叉配血试验　　B. 血液从血库取出后勿剧烈震荡

C. 需由两人进行“三查七对”　　D. 血液取出后不能加温

E. 输血前先静脉滴入生理盐水

【简答题】

输血前应如何做好什么准备工作？

【病例分析】

某病人，男，37 岁。因车祸急诊入院，初步诊断为“脾破裂，出血性休克”。体检：血压 70/46 mmHg，心率 20 次/分，脉搏细弱，神志清楚，表情淡漠，出冷汗，躁动。医嘱：立即输血 200 ml。

请问：当输入 15 ml 血液时，如病人突然出现畏寒、颤抖、胸闷、腰背酸痛、四肢麻木的症状，可能发生了哪种输血反应？应立即采取哪些护理措施？

【判断题】

请判断以下间接输血操作流程是否正确，为什么？

护士准备→输血前准备（“三查七对”）→病人准备→用物准备→环境准备→核对病人→安置体位→建立静脉通道→输入无菌生理盐水→摇匀血液→再次核对病人→连接血袋→始终保持快速输血→密切观察→拔针→再次核对病人→整理→健康教育→致谢→处置用物→洗手→记录

参考答案

【名词解释】

1. 输血：将全血或某些成分血通过静脉或动脉输入体内的方法。

2. 溶血反应：是指输入的红细胞和受血者的红细胞发生异常破坏，而引起的一系列临床表现。为输血中最严重的反应，可分为血管内溶血和血管外溶血。

【填空】

1. 溶血反应　2. 腰痛　3. 发热反应　过敏反应　溶血反应　大量输血后反应　其他　4. 循环负荷过重　出血倾向　枸橼酸钠中毒反应

【选择题】

1～5 C D B D E　6～10 A B B E D　11～15 C B E C B　16～20 A D C E E　21～25 E A A D B　26～28 B A C

【简答题】

答：输血前应做好的准备工作如下：

(1)备血。根据医嘱抽取血标本，与已填写的输血申请单一起送往血库，做血型鉴定和交叉配血试验。采血时不要同时采集两个及以上人次的血标本，以免发生混淆。

(2)查对。间接输血法凭取血单与血库人员共同做好“三查八对”。“三查”即查血的有效期、血的质量和输血装置是否完好；“八对”即对姓名、床号、住院号、血瓶（袋）号、血型、交叉配血试验结果、血液种类和剂量。查对无误，在交叉配血单上签全名。

(3)取血。勿剧烈震荡血液，以免红细胞大量破坏而引起溶血；不能将血液加温，防止血浆蛋白凝固变性而引起反应，如为库血，可在室温下放置15～20 min后再输入。

(4)再核对。输血前须与另一护士按上述要求再次进行核对，确定无误方可输入。

【病例分析】

答：该病人可能发生了溶血反应，应立即采取以下护理措施：

(1)立即停止输血，并通知医生给予紧急处理，保留余血和血标本送化验室重新做血型鉴定和交叉配血试验。

(2)给予氧气吸入，维持静脉输液通道，遵医嘱给予药物。

(3)静脉注射碳酸氢钠，以碱化尿液，增加血红蛋白在尿中的溶解度，减少沉淀，避免阻塞肾小管。

(4)双侧腰部封闭，并用热水袋敷双侧肾区，以解除肾小管痉挛，改善肾脏血液循环，保护肾脏。

(5)密切观察生命体征和尿量变化，对少尿、无尿者按急性肾功能衰竭处理，控制入水量，纠正水、电解质紊乱，必要时行透析疗法。

(6)出现休克症状，立即配合抗休克治疗。

【判断题】

答：不正确。因为：①输血核对应该是“三查八对”，即：查血制品的有效期、血制品的质量及输血装置是否完好，核对受血者的床号、姓名、住院号、血瓶(袋)号、血型、交叉配血结果、血液种类、血量及采血日期。②输血速度的调节应该是：开始15 min宜慢，不超过20滴/分。如无不良反应，根据年龄、病情调速，成人一般40～60滴/分，儿童酌减。对年老体弱、严重贫血、心衰病人应慎重，速度宜慢。③输血完毕，应该再输入少量无菌生理盐水，直至输液器内的血液全部输入病人体内。

间接输血正确操作流程

护士准备→输血前准备(“三查八对”)→病人准备→用物准备→环境准备→核对病人→安置体位→建立静脉通道→输入无菌生理盐水→摇匀血液→再次核对病人→连接血袋→控制输血速度→密切观察→输入无菌生理盐水→拔针→再次核对病人→整理→健康教育→致谢→处置用物→洗手→记录

(孙学华、蒋何娟)

实训38　氧气雾化吸入法

【填空题】

氧气雾化吸入法是借助＿＿＿＿＿＿＿＿，破坏药液表面张力，使药液形成＿＿＿＿＿，随吸气进入呼吸道的方法。

【选择题】

A1 型题

1. 下列不适用于超声雾化吸入的药物是(　　)。

A. α-糜蛋白酶　　B. 庆大霉素　　C. 卡那霉素
D. 青霉素　　E. 舒喘灵

A2 型题

2. 病人李华，女，患有慢性支气管炎、肺气肿，痰液黏稠，不易咳出。用雾化吸入时，下列错误的是(　　)。

A. 药物用 α-糜蛋白酶　　B. 稀释药物至 30 ml，放入雾化罐中
C. 水槽内放热水 250 ml　　D. 先开电源开关，再打开雾化开关
E. 治疗时间 20 min

A3/A4 型题

(3～4 题共用题干)

患儿，8 岁。患支气管炎，医嘱予以氧气雾化吸入术。

3. 氧气湿化瓶内的物质应是(　　)。

A. 空气　　B. 温水　　C. 乙醇　　D. 蒸馏水　　E. 生理盐水

4. 使用该方法时，调节氧气流量为(　　)。

A. 1～2 L/min　　B. 2～4 L/min　　C. 4～6 L/min　　D. 6～8 L/min　　E. 8～10 L/min

(5～7 题共用题干)

马先生，67 岁，患慢性支气管炎。近几天咳嗽加剧，痰液黏稠，不易咳出，给予超声雾化治疗。

5. 为该病人做雾化吸入治疗时，首选药物是(　　)。

A. 沙丁胺醇　　B. 氨茶碱　　C. 地塞米松　　D. α-糜蛋白酶　　E. 青霉素

6. 进行雾化吸入时不正确的操作步骤是(　　)。

A. 水槽内盛冷蒸馏水　　B. 雾化罐内药物需稀释
C. 先开电源开关，再打开雾化开关
D. 使用时水槽内换水时可不必关机

E. 治疗完毕，先关雾化开关再关电源开关

7. 雾化吸入治疗结束后，不需要消毒的物品是(　　)。

A. 雾化罐　　B. 水槽　　C. 螺纹管　　D. 口含嘴　　E. 面罩

【判断题】

请判断以下氧气雾化吸入法操作流程是否正确，为什么？

用物准备→护士准备→病人准备→环境准备→核对病人→安置体位→漱口→连接装置→再次核对→开始雾化→调节氧气流量→观察病人→关闭氧气开关→取下口含嘴→拍背→指导排痰→漱口→观察排痰量→整理→健康宣教→致谢→处置用物→洗手→记录

【临床调研】

调研时间________调研医院________调研科室________调研操作名称________

结合临床调研情况，谈谈你对此项操作的看法及建议。

参考答案

【填空题】

氧气高速气流　雾状

【选择题】

1～5 D C A D D　6～7 D B

【判断题】

答：不正确，因为：①在护士准备前进行用物准备不妥当。②先调节好氧气流量，再指导病人吸药。③取下口含嘴，再关闭氧气开关。④雾化吸入完毕，还应再次核对。

氧气雾化吸入法正确操作流程

护士准备→病人准备→用物准备→环境准备→核对病人→安置体位→漱口→连接装置→调节氧气流量→再次核对→开始雾化→观察病人→取下口含嘴→关闭氧气开关→再次核对→拍背→指导排痰→漱口→观察排痰量→整理→健康宣教→致谢→处置用物→洗手→记录

（黄丽君）

实训 39　电动吸引器吸痰法

【名词解释】

吸痰法

【选择题】

A1 型题

1. 电动吸引器吸痰的原理是(　　)。

A. 正压原理　B. 负压原理　C. 空吸原理　D. 虹吸原理　E. 静压原理

2. 使用电动吸引器吸痰,下列操作错误的是(　　)。

A. 使用前检查吸引性能　B. 先吸深部痰,再吸口咽部分泌物

C. 痰液黏稠时,可滴少量生理盐水稀释　D. 储液瓶内吸出液不宜过满

E. 为婴幼儿吸痰时,吸痰管要细

3. 用吸痰管从气管内吸痰,正确的手法是(　　)。

A. 从深部向上吸　B. 自下而上抽吸

C. 左右旋转从深部向上提吸　D. 上下移动进行抽吸

E. 固定于一处抽吸

4. 用电动吸引器吸痰,每次吸痰时间不超过(　　)。

A. 5 s　B. 10 s　C. 15 s　D. 20 s　E. 25 s

5. 痰液黏稠时,采取的吸痰措施中错误的一项是(　　)。

A. 叩拍胸背部　B. 使用超声波雾化吸入,稀释痰液

C. 生理盐水滴入　D. 滴入化痰药　E. 增加吸引器负压

6. 治疗盘内吸痰用物要求更换的时间是(　　)。

A. 每次吸痰后　B. 每日 1 次　C. 每日 1～2 次

D. 每周 1 次　E. 每周 2 次

A2 型题

7. 陆先生,男,70 岁。因脑出血入院,深昏迷,呼吸深大伴明显痰鸣音。当使用电动吸引器为病人吸痰时,下列操作错误的是(　　)。

A. 先检查吸引器性能　B. 调节负压为 40～53.3 kPa

C. 痰液黏稠叩击胸背部　D. 可连续抽吸 15 min

E. 吸痰管每次更换

A3 型题

(8～9 题共用题干)

张三,男,43 岁。因肺部感染,昏迷,痰多不能咳出。

8. 给此病人吸痰时应该调节负压为(　　)。

A. <13.3 kPa　　B. 13.3～26.6 kPa　　C. 26.6～39.9 kPa

D. 40.0～53.3 kPa　　E. >54.0 kPa

9. 为病人吸痰时,下列操作错误的是(　　)。

A. 吸痰前先用等渗盐水试吸　　B. 将吸痰管插入口腔咽部吸尽分泌物

C. 每次吸痰时间不超过 25 s　　D. 口腔吸痰有困难时,也可自鼻腔吸痰

E. 每次更换吸痰管

【病例分析】

张某,49 岁,农民。2 h 前自服农药一小瓶。家人发现后 5 min 病人腹痛、恶心,呕吐一次,吐出物有大蒜味,逐渐神志不清,急诊入院。查体:T 36.5 ℃,P 60 次/分,R 30 次/分,BP 110/80 mmHg,深昏迷,大小便失禁,多汗,瞳孔针尖样,口腔流涎,两肺较多哮鸣音和散在湿啰音。诊断:急性有机磷农药中毒。紧急洗胃,导泻,气管切开,氧气吸入,吸痰。针对这样的病人,请问在吸痰操作中应该注意什么?

【判断题】

请判断以下电动吸引器吸痰法操作流程是否正确,为什么?

用物准备→护士准备→病人准备→环境准备→放置试管→安置病人→检查试吸→安置体位→抽吸痰液→调节负压→处理吸痰管→关闭吸引器→观察→整理→健康宣教→致谢→洗手→记录→处置用物

【临床调研】

调研时间________调研医院________调研科室________调研操作名称________

结合临床调研情况，谈谈你对此项操作的看法及建议。

参考答案

【名词解释】

吸痰法：是指经口、鼻腔、人工气道将呼吸道的分泌物吸出，以保持呼吸道通畅，预防吸入性肺炎、肺不张、窒息等并发症的一种方法。

【选择题】

1～5 B B C C E　6～9 C D D C

【病例分析】

答：该病人神志不清，深昏迷状态，咳嗽反射消失，痰多不易咳出，需要随时吸痰以防意外，在实施吸痰时应强调：

(1)保持呼吸道通畅，及时吸痰。

(2)注意吸痰手法，尽量减少刺激。

(3)注意严格无菌操作，先吸气管切开处的痰，再吸口鼻分泌物。

(4)注意观察病人的病情。

【判断题】

1.答：不正确。因为：①在护士准备前进行用物准备不妥当，且应该根据评估情况准备用物。②应该在吸痰前，调节好负压。③应处置用物后，洗手记录。

电动吸引器吸痰法正确操作流程

护士准备→病人准备→用物准备→环境准备→放置试管→安置病人→调节负压→检查试吸→安置体位→抽吸痰液→处理吸痰管→关闭吸引器→观察→整理→健康宣教→致谢→处置用物→洗手→记录

（黄　萍）

实训 40　氧疗法(氧气筒-鼻导管给氧)

【名词解释】

单侧鼻导管给氧法

【填空题】

1. 安全用氧要做到“四防”：________、________、________、________；氧气筒周围严禁烟火及易燃品，至少距明火________ m，距暖气________ m。

2. 检查吸氧装置有无漏气：先打开________，再打开________，检查氧气流出是否通畅，有无漏气，检查结果正常即可关闭________备用。

【选择题】

A1 型题

1. 某病人正在进行氧气疗法，其流量表指示流量为 4 L/min，该病人的吸入氧浓度为(　　)。

A. 21%　　B. 26%　　C. 49%　　D. 37%　　E. 41%

2. 单侧鼻导管吸氧过程中需要调节氧流量时，正确的做法是(　　)。

A. 先关总开关，再调氧流量

B. 先关流量表，再调氧流量

C. 先拔出鼻导管，再调氧流量

D. 可以直接调节氧流量

E. 先分离吸氧管与氧气连接管，再调节氧流量

3. 进行鼻导管吸氧法时，插管的深度为(　　)。

A. 鼻尖到耳垂的 1/3

B. 鼻尖到耳垂的 2/3

C. 鼻尖到耳垂的距离

D. 鼻尖到发际的 1/3

E. 鼻尖到发际的 2/3

A2 型题

4. 某女性病人，67 岁。患肺心病 5 年。现患呼吸困难、呼吸衰竭，出现精神症状，正确的给氧方法为(　　)。

A. 低流量、低浓度持续给氧

B. 高流量、高浓度持续给氧

C. 低流量间断给氧

D. 乙醇湿化给氧

E. 加压给氧

5. 某女性病人，76 岁。高浓度吸氧两天。提示病人可能出现氧中毒的表现是(　　)。

A. 轻度发绀

B. 显著发绀

C. 三凹征明显　　D. 干咳、胸痛

E. 动脉血 $PaCO_2$＞12.0 kPa

6. 某男性病人，65 岁。患慢性支气管炎、肺源性心脏病。呼吸 28 次/分，自感气喘、精神紧张，此时最有效的护理措施是(　　)。

A. 有针对性地进行心理护理　　B. 稳定病人情绪

C. 调节室内温湿度　　D. 进行体位引流

E. 给予氧气吸入

【简答题】

1. 简述吸氧的适应证。

2. 如何做到安全用氧？

【病例分析】

某病人急诊入院，诊断为急性肺水肿。病人严重呼吸困难、发绀、咳粉红色泡沫样痰，病情危急，作为当班护士首要给予的护理措施是什么？

【判断题】

请判断以下氧气筒-鼻导管给氧操作流程是否正确，为什么？

护士准备→病人准备→用物准备→吹尘→装表→装湿化瓶→连接氧气管→检查漏气→再次核对病人→连接鼻导管→湿润鼻导管前端→测量插入长度→插管→再次核对病人→整理→健康宣教→致谢→处置用物→洗手→记录(时间、流量、反应、签名)→加强巡视、观察→

停氧前核对、解释→拔管→整理→关氧→整理→致谢→卸表→处置用物→记录(时间、效果、签名)→洗手

【临床调研】

调研时间________调研医院________调研科室________调研操作名称________

结合临床调研情况，谈谈你对此项操作的看法及建议。

参考答案

【名词解释】

单侧鼻导管给氧法：将鼻导管通过病人一侧鼻腔插入达鼻咽部，以吸入氧气的方法。

【填空题】

1.防震　防火　防热　防油　5　1　2.总开关　流量开关　流量开关

【选择题】

1～6 D E B A D E

【简答题】

1.答：吸氧的适应证主要是缺氧病人，PaO_2 低于 50 mmHg(6.6 kPa)时，应给予吸氧。

(1)呼吸系统疾患：如哮喘、支气管肺炎、气胸、肺气肿病人等。

(2)心力衰竭病人。

(3)各种中毒引起的呼吸困难：一氧化碳中毒、巴比妥类药物中毒。

(4)昏迷病人。

(5)某些外科手术后病人，大出血休克的病人，分娩产程过长或胎心异常等。

2.答：安全用氧应注意以下几点：

(1)做到“四防”：防震、防火、防热、防油。

(2)氧气筒周围严禁烟火及易燃品，至少距明火 5 m，距暖气 1 m。

(3)氧气表、螺旋口、氧气管勿带油。

(4)氧气筒内氧勿用尽，至少保留 0.5 MPa(5 kg/cm^2)，以免灰尘进入筒内，再充气时爆炸。

【病例分析】

答：当班护士首先要立即给予该病人吸氧。

(1)选用 20%～30%的乙醇作为湿化液。

(2)选择中等浓度氧疗，吸氧浓度在 40%～60%。

(3)注意用氧安全，防止长时间氧疗出现氧中毒，用氧过程中注意观察用氧情况和用氧效果。

【判断题】

答：不正确。因为：①缺少环境准备。②插管前要选择一侧鼻腔并清洁鼻腔，还要按医嘱调节氧流量。③用氧后要观察病人吸氧后面色、呼吸、神志和全身反应，倾听病人主诉。④缺少对病人安全用氧的健康宣教。⑤洗手后再记录。

氧气筒一鼻导管给氧正确操作流程

护士准备→病人准备→用物准备→吹尘→装表→装湿化瓶→连接氧气管→检查漏气→环境准备(口述要点)→再次核对病人→清洁鼻腔→连接鼻导管→调节氧流量→湿润鼻导管前端→测量插入长度→插管→观察→再次核对病人→整理→健康宣教→致谢→处置用物→洗手→记录(时间、流量、反应、签名)→加强巡视、观察→停氧前核对、解释→拔管→整理→关氧→整理→健康宣教→致谢→卸表→处置用物→洗手→记录(时间、效果、签名)

(江　蔚)

实训 41　心肺复苏术

【名词解释】

心肺复苏

【填空题】

1. 心肺复苏的 ABC 步骤分别为________、________、________。
2. 成人胸外心脏按压频率为________次/分，胸部按压与人工呼吸比例为________。

【选择题】

A1 型题

1. 胸外心脏按压的部位在(　　)。

　A. 心前区　　B. 心尖部　　C. 胸骨下半段

　D. 胸骨中上 1/3 交界处　　E. 胸骨上半段

A2 型题

2. 某女性病人，56 岁。呼吸忽然停止，应用呼吸机辅助呼吸，呼吸频率和每分钟通气量可设为(　　)。

　A. 10～16 次/分，8～10 L/min　　B. 10～16 次/分，10～15 L/min

　C. 8～12 次/分，8～10 L/min　　D. 8～12 次/分，10～15 L/min

　E. 12～16 次/分，8～10 L/min

3. 某女性病人，40 岁。忽然倒地，无意识、无呼吸，应用呼吸囊抢救病人。正确的做法是(　　)。

　A. 就地抢救，使病人头尽量后仰，固定好活动义齿

　B. 将面罩紧扣病人的鼻部，使不漏气

　C. 挤压呼吸气囊，每次至少挤压 500 ml 气体

　D. 如病人有自主呼吸，在病人吸气时，放松气囊

　E. 每分钟规律挤压呼吸气囊 12 次

A3 型题

(4～5 题共用题干)

某男性病人，28 岁。因车祸颅脑损伤，病情观察时发现病人呼吸忽然停止。

4. 应用简易呼吸囊辅助病人呼吸，挤压、放松呼吸囊的频率是(　　)。

A. 16～20 次/分　　B. 14～18 次/分　　C. 12～16 次/分

D. 10～14 次/分　　E. 8～12 次/分

5. 每次挤压的气体量为(　　)。

A. 100～300 ml　　B. 200～400 ml　　C. 300～500 ml

D. 400～500 ml　　E. 500～1 000 ml

【判断题】

请判断以下心肺复苏操作流程是否正确，为什么？

护士素质→病人准备→判定环境→判断意识→呼救和报警→判断呼吸→开放气道→人工呼吸→实施人工循环→呼吸、循环已或未恢复→整理→处置用物→洗手→记录

【临床调研】

调研时间________调研医院________调研科室________调研操作名称________

结合临床调研情况，谈谈你对此项操作的看法及建议。

参 考 答 案

【名词解释】

心肺复苏：是针对心跳、呼吸停止所采取的心脏按压或其他方法形成的暂时的人工循环并恢复心跳和血液循环，用人工呼吸代替自主呼吸并恢复自主呼吸，达到恢复苏醒和挽救生命的目的。

【填空题】

1. 开放气道　人工呼吸　胸外心脏按压　2. 100　30∶2

【选择题】

1～5 C A C A D

【判断题】

答：不正确。因为：①不需要病人准备。②判断呼吸前应开放气道。③检查脉搏没有后，才能实施人工循环。

心肺复苏正确操作流程

护士素质→判定环境→判断意识→呼救和报警→开放气道→判断呼吸→人工呼吸→判断大动脉搏动→实施人工循环→呼吸、循环已或未恢复→整理→处置用物→洗手→记录

（刘晓红）

实训42　尸体护理

【名词解释】

1. 临终关怀

2. 濒死

【填空题】

1. 临终病人的心理反应十分复杂，一般通常要经历________、________、________、________、________五个心理阶段。

2. 1968年美国哈佛大学提出的脑死亡诊断标准是________，________，________和________。

3. 死亡不是骤然降临的，而是一个逐渐进展的过程，一般分为________、________和________。

【选择题】

A1 型题

1. 判断病人临床死亡期的主要指标是(　　)。
   A. 肌张力减退　　B. 瞳孔对光反射消失
   C. 桡动脉搏动不可触及　　D. 机体新陈代谢障碍
   E. 身体温度接近室温

2. 濒死病人常出现的面容是(　　)。
   A. 慢性面容　　B. 满月面容　　C. 希氏面容　　D. 急性面容　　E. 二尖瓣面容

3. 不属于临终病人循环衰竭临床表现的是(　　)。
   A. 皮肤苍白　　B. 心音低而无力　　C. 血压下降
   D. 四肢冰冷　　E. 脉搏呈洪脉

4. 临终病人心理反应的最后阶段是(　　)。
   A. 愤怒期　　B. 否认期　　C. 协议期　　D. 接受期　　E. 忧郁期

5. 临终病人经常向医护人员、家属发泄、抱怨，此心理反应属于(　　)。
   A. 愤怒期　　B. 否认期　　C. 协议期　　D. 接受期　　E. 忧郁期

6. 临床上进行尸体护理的依据是(　　)。

A. 呼吸停止　　B. 各种反射消失　　C. 心跳停止
D. 意识丧失　　E. 医生做出死亡诊断后

7. 尸体识别卡首先应该系于尸体的(　　)。
A. 手腕部　　B. 踝部　　C. 胸部　　D. 停尸屉外　　E. 腹部

8. 濒死病人最后消失的感觉是(　　)。
A. 视觉　　B. 听觉　　C. 味觉　　D. 嗅觉　　E. 触觉

9. 目前医学界主张的死亡标准是(　　)。
A. 心跳停止　　B. 呼吸停止　　C. 反射消失　　D. 脑死亡　　E. 瞳孔散大

10. 下列哪项不是尸体护理的目的?(　　)。
A. 尸体整洁　　B. 尸体姿势良好　　C. 尸体易于辨认
D. 尸体五官端详　　E. 给家属以慰藉

11. 对死者家属的护理不包括(　　)。
A. 说明病人的病情及抢救过程　　B. 对病人遗物的整理与移交
C. 态度真诚,表情同情、理解　　D. 有条件者,做好对死者家属的随访
E. 尸体护理时,请家属在旁边以便安慰

12. 平静安详、喜欢独处,提示病人处于(　　)。
A. 否认期　　B. 忧郁期　　C. 愤怒期　　D. 接受期　　E. 协议期

13. 同意治疗方案并愿意配合,提示病人处于(　　)。
A. 否认期　　B. 忧郁期　　C. 愤怒期　　D. 接受期　　E. 协议期

14. 有失落感甚至产生轻生的念头,提示病人处于(　　)。
A. 否认期　　B. 忧郁期　　C. 愤怒期　　D. 接受期　　E. 协议期

15. 死亡后 2～4 h,尸体可出现(　　)。
A. 尸斑　　B. 尸冷　　C. 尸僵　　D. 尸僵缓解　　E. 尸体腐败

16. 死亡后 6～8 h,尸体可出现(　　)。
A. 尸斑　　B. 尸冷　　C. 尸僵　　D. 尸僵缓解　　E. 尸体腐败

17. 死亡后 24 h,尸体可出现(　　)。
A. 尸斑　　B. 尸冷　　C. 尸僵　　D. 尸僵缓解　　E. 尸体腐败

A2 型题

18. 某男性病人,50 岁。患尿毒症。目前神志模糊,肌张力消失,心音低钝,脉搏细弱,血压下降,呼吸呈间歇呼吸,该病人处于(　　)。
A. 濒死期　　B. 临床死亡期　　C. 躯体死亡期
D. 生物学死亡期　　E. 脑死亡期

19. 心理反应处于否认期的临终病人常表现为(　　)。
A. 忧郁、悲哀、关心亲人生活　　B. 极度疲劳、表情淡漠、嗜睡
C. 心情不好对工作人员发脾气　　D. 不承认自己的病情,认为“不可能”
E. 配合治疗,想尽一切办法延长自己的寿命

20. 某女性病人,67 岁。胰腺癌晚期。自感不久于人世,常常一人呆坐,泪流满面,十分悲哀。相应的护理措施为(　　)。

A. 维持病人希望　　B. 鼓励病人增强信心　　C. 指导病人更好配合
D. 尽量不让病人流露失落、悲哀的情绪　　E. 允许家属陪伴

21. 某男性病人，56 岁。胃癌晚期。癌细胞广泛转移，伴剧烈疼痛，神志有时清醒，有时模糊。清醒时常对家人说"我痛死了，还是早一点死好，真是不想活了"。相应的护理措施为(　　)。

A. 态度真诚，不揭穿病人的防卫机制　　B. 鼓励病人建立战胜疾病的信心
C. 尽量满足其要求　　D. 给予同情照顾，注意安全
E. 尊重病人，不强迫与其沟通

【简答题】

1. 若尸体身上有伤口，该如何处理伤口？

2. 怎样处理死亡者的医疗文件？

【判断题】

请判断以下尸体护理的操作流程是否正确，为什么？

用物准备→护士准备→环境准备→撤离用物→安置体位→整理遗容→清洁尸体→处理孔道、伤口→包裹尸体→安放尸体→整理病历→致谢→处理床单位→洗手→整理遗物

参 考 答 案

【名词解释】

1. 临终关怀：又称善终服务，是向临终病人及家属提供的包括生理、心理和社会等方面的全面医疗和护理照顾。

2. 濒死：又称临终，指病人在已接受治疗或姑息性治疗后，病情仍加速恶化，各种迹象显示生命即将终结。濒死是生命活动的最后阶段。

【填空题】

1. 否认期　愤怒期　协议期　忧郁期　接受期　2. 不可逆的深昏迷　自主呼吸停止　脑干反射消失

脑电波消失　3.濒死期　临床死亡期　生物学死亡期

【选择题】

1～5 BCEDA　6～10 EABDD　11～15 EDEBB　16～20 CEADE　21 D

【简答题】

1.答:有伤口者更换敷料,有引流管拔除后缝合伤口或用蝶形胶布封闭伤口并包扎。

2.答:处理死亡者的医疗文件程序如下:完成记录,在当日体温单 40～42 ℃相应的时间内填写死亡时间;注销各种卡片,按出院手续办理结账,按出院病历顺序排列病案。

【判断题】

答:不正确。因为:①在护士准备前进行用物准备不妥当。②环境准备前应该是先劝慰家属。③先整理遗物,后整理病历。

尸体护理正确操作流程

护士准备→病人准备(劝慰家属)→用物准备→环境准备→撤离用物→安置体位→整理遗容→清洁尸体→处理孔道、伤口→包裹尸体→安放尸体→整理遗物→致谢→处理床单位→洗手→整理病历

（赵安兰）